YouTuber整体師GENRYUの

はがトレ

安部 元隆

「皮膚はがし」で
痛み・コリ・たるみ、
ぜ〜んぶ解消！

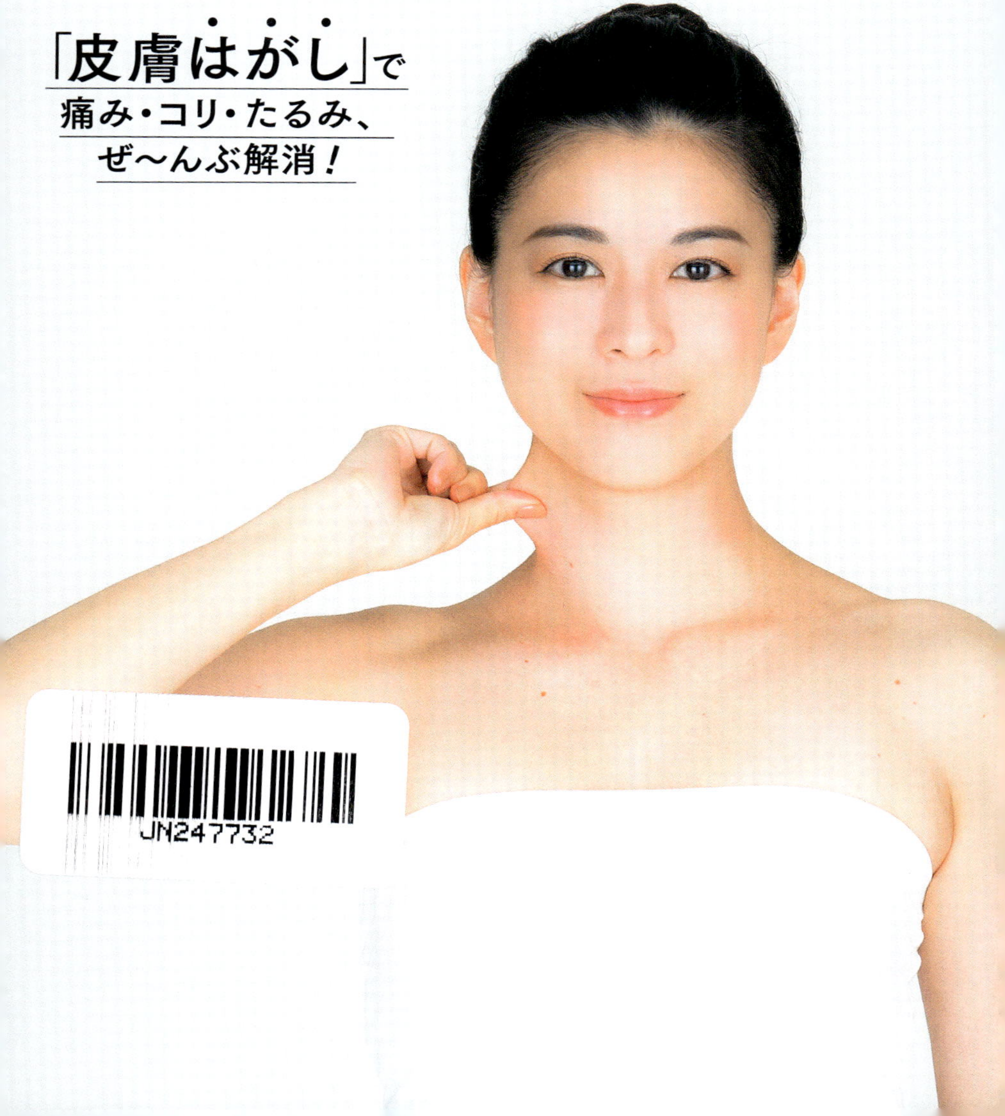

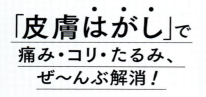

はじめに

こんにちは！　ＧＥＮＲＹＵです。

大分県大分市にある「綜合整体ＧＥＮＲＹＵ」で、日々腰痛をはじめ、さまざまな不調に悩み苦しんでいる方の施術をしております。

体全体にフォーカスし、痛みの原因を根本から解消していく「ＧＥＮＲＹＵメソッド」は、特に見落としがちな「皮膚と筋膜との癒着をはがす」ことに重点を置いています。どこの治療院に行ってもよくならなかった患者さんの痛みがスッキリ取れ、元気になられていく姿にいつも喜びを感じています。

「もっと多くの人に健康になってほしい」「ご自宅でもできるセルフケアを伝えたい」と思い、ＹｏｕＴｕｂｅで体の不調のお悩みを解決する「ＧＥＮＲＹＵチャンネル」を昨年開設いたしました。現在、チャンネル登録者数は43万人を超え、多くの方にご視聴いただき、好評を得ております。

まだＹｏｕＴｕｂｅをご覧になっていない方や、痛みや不調で悩んでいらっしゃるもっとたくさんの方に知っていただく方法がないかと思っていたところ、

ＫＡＤＯＫＡＷＡ様とご縁があり、今回「ＧＥＮＲＹＵメソッド」を一冊の本にまとめることになりました。

本書では、ＹｏｕＴｕｂｅでご紹介しているメソッド以外にも、15秒でできる不調改善のメソッドや自宅で行う場合の注意点など、盛りだくさんに解説しています。

是非、日常生活の中にセルフケアを取り入れていただき、皆様の痛みやコリ、たるみなどのお悩み解消の一助になれば、こんなに嬉しいことはありません。

安部元隆（ＧＥＮＲＹＵ）

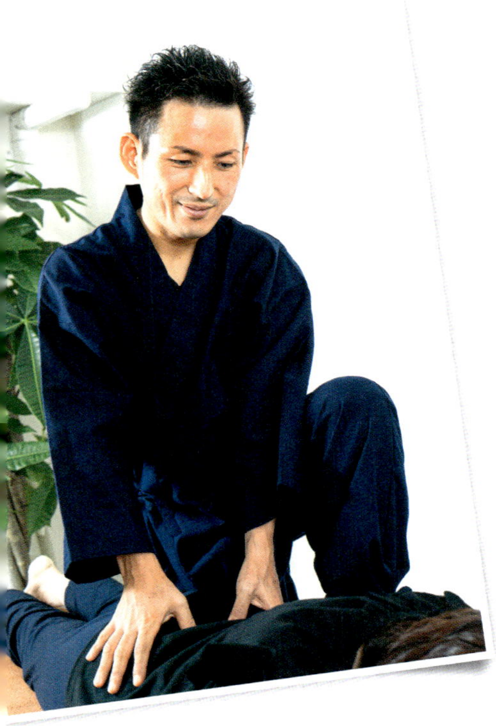

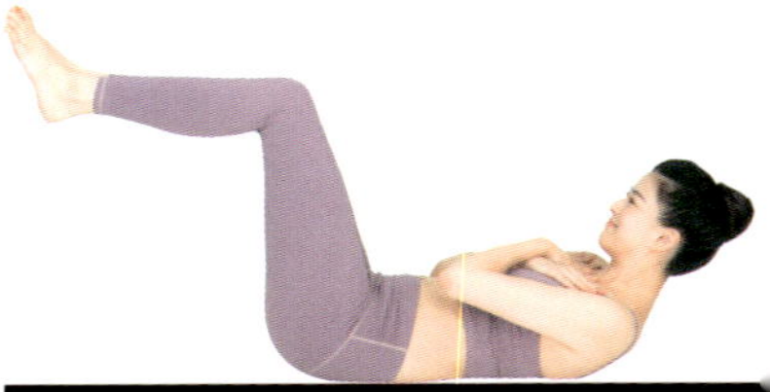

CONTENTS

2章

まずは「首」で効果を実感！「はがトレ」基本編

3章

つらいコリ、痛みを取り除く！体の不調撃退編

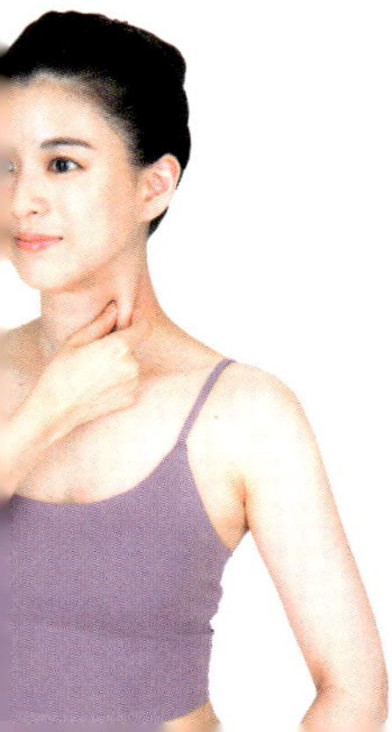

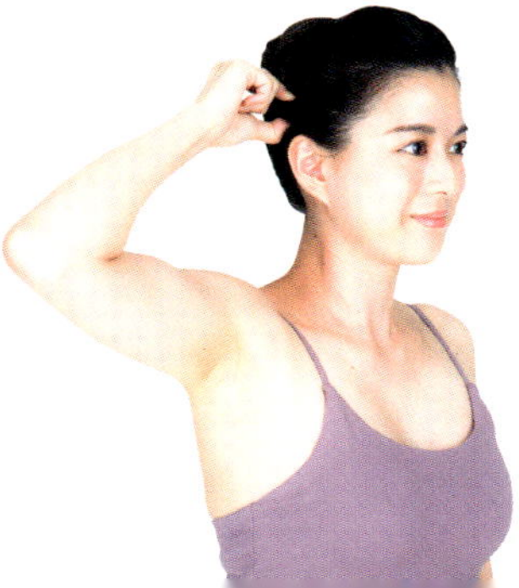

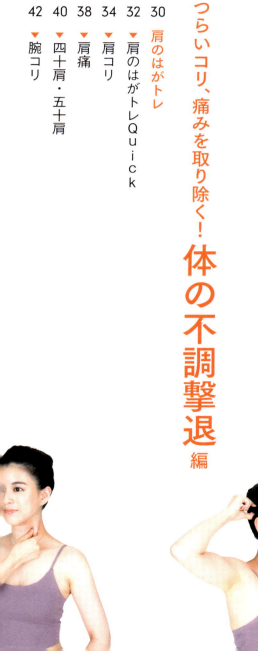

3章

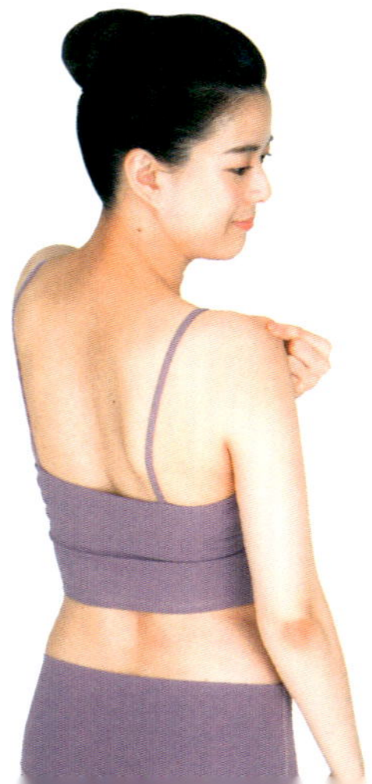

4章

全身かるラク！ たるみ・むくみ解消編

5章

見た目年齢-5歳！ 奇跡の若返り整顔編

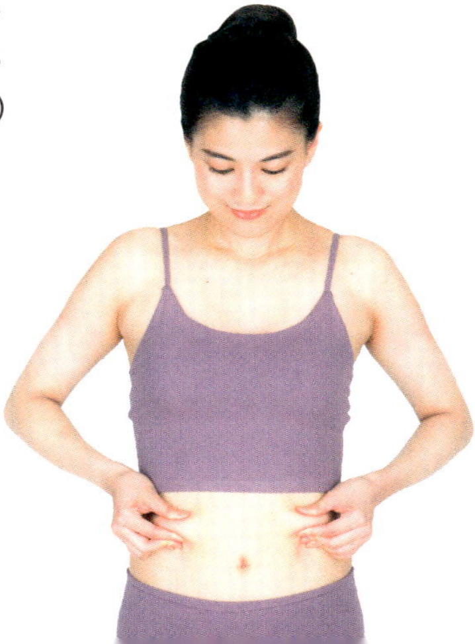

5章

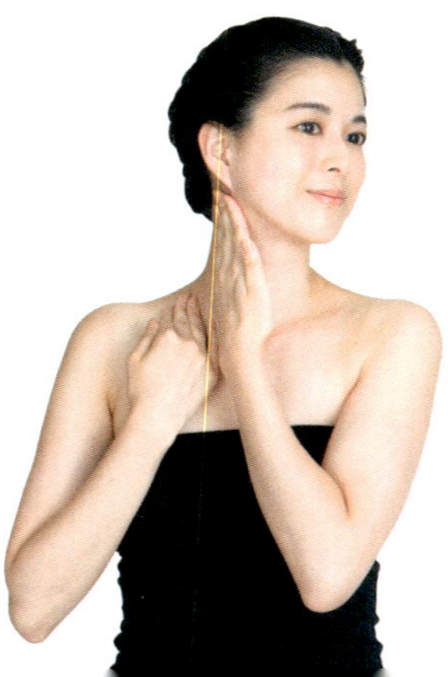

Staff

撮影
山辺 学(著者)、
後藤利江(モデル)

イラスト
きくちりえ
(Softdesign LLP)

ブックデザイン
ohmae-d

モデル
味岡宏佳
(セントラルジャパン)

ヘアメイク
千葉智子(ロッセット)

編集制作
百田なつき

校正
麦秋アートセンター

DTP
東京カラーフォト・プロセス

1章

「皮膚の癒着」が不調を引き起こす

どうして体がこってしまうのか？
どうしたら体の不調は完治するのか？
「皮膚」にこそ、その答えがあります。
そこに着目したのが「はがトレ」です！

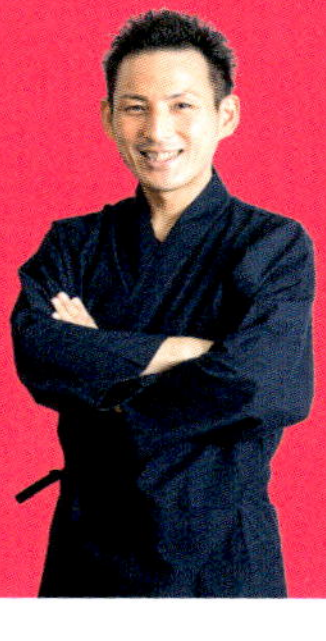

マッサージだけでは痛みやコリは改善しない

痛みや不調には、さまざまな原因がありますが、私たちの普段の生活習慣が大きく関わっています。デスクワークやスマホを見たり、長時間同じ姿勢をしていませんか？上半身や下半身をあまり動かさないのではないでしょうか？
そうなると体が硬くなってしまい、いざ動かそうと思っても動かしづらいばかりか、痛みを引き起こしてしまうのです。

痛みが出るとまず皆さんは「筋肉をほぐせば痛みが取れる」と考えられるのではないでしょうか？
そこでマッサージで筋肉をほぐすわけですが、筋肉だけに問題があれば、この時点で痛みは消えます。しかし、多くの場合、筋肉をもんだ後、一時的には痛みが改善しますが、すぐに元に戻ってしまいますよね。
そのために、何度もマッサージサロンや整骨院に通わなくてはいけなくなり、長期にわたって体の不調が続いてしまった……。何をしても痛みが改善しない……。私の治療院にもそんな経験をされた患者さんが多く駆け込んでこられます。

皮膚と筋膜の組織図

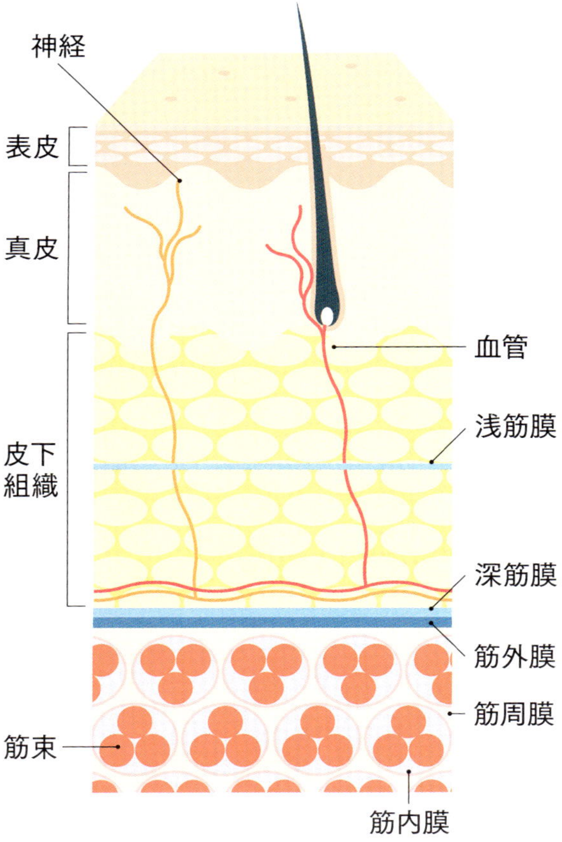

ここで考えないといけないのが体の構造です。皆さんが注目するのは筋肉ですが、実はその筋肉の上には「筋膜」と「皮膚」があるのです。

特に皮膚は表皮、真皮、その下の皮下組織の３層構造になっていて、筋膜を覆っている構造になっています。

この皮膚が、痛みやコリ、不調と大きく関わっていて、しっかり施術しないといけないところなのです。

では、なぜ皮膚が原因なのか、次ページで説明しましょう。

痛みやコリの原因は「皮膚」にあった

皮膚は体の中で最も大きな組織です。体温調節をしたり、細菌の侵入を防いだり、体を外部環境から守ってくれる働きがあります。それとともに、体の中の状態が皮膚に現れることがあります。例えば、内臓の状態が顔の皮膚に現れたりするのも皮膚の反応です。

肩コリや腰痛の場合、皮膚の中の「皮下組織」と「筋膜」に問題があります。筋膜は筋肉を包む膜で、筋肉同士の摩擦を防ぎ、動きを滑らかにする役割があります。筋膜の下には毛細血管があり、リンパ液が流れていますが、長時間の同じ姿勢、運動不足などにより、筋膜の動きが悪くなり、一部分に偏ってしまい近くの皮下組織や筋肉にくっついて、そして硬くなってしまうのです。これが「皮膚と筋膜の癒着」です。「皮膚と筋膜が癒着」すると、筋肉が動かしにくくなり、毛細血管も元気に血液を送れなくなります。すると血行不良を起こし組織が酸欠の状態になるばかりか、リンパの流れが悪くなり老廃物が溜まってしまいます。

これが肩コリや腰痛のような、さまざまな体の不調を引き起こす原因です。

皮膚からしっかりケアしないと、痛みや不調の根本的な解決にはならないのです。

皮膚と筋膜の癒着

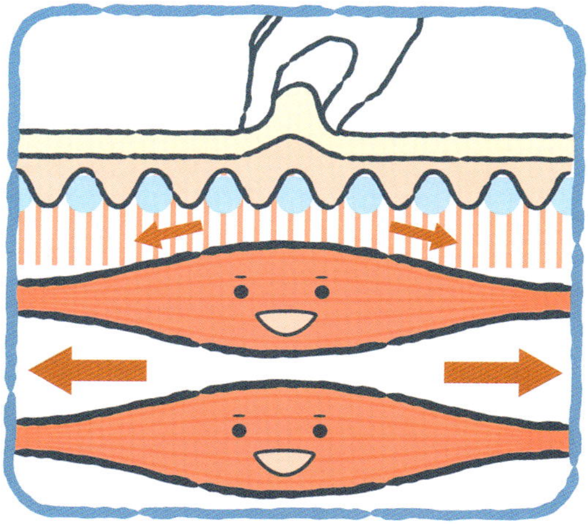

癒着していない皮膚と筋膜

血液の流れもリンパの流れもスムーズ。筋肉同士もスムーズに動く良好な状態。

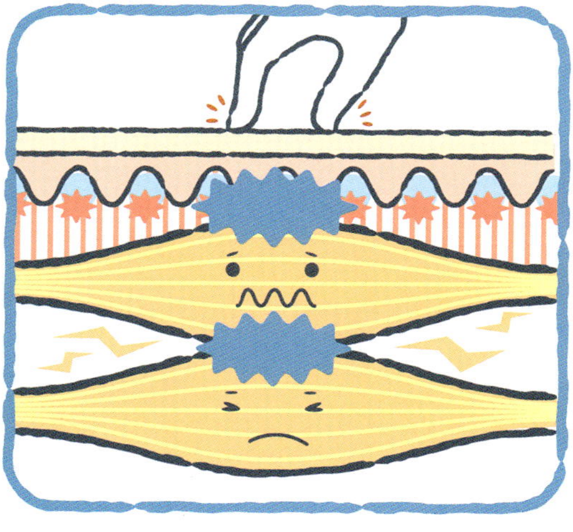

癒着した皮膚と筋膜

皮膚と筋膜がくっついてしまうので、血液やリンパの流れが滞り、筋肉も動かしにくい。

さまざまな不調を呼び起こす皮膚の「癒着」

皮膚と筋膜が癒着すると、筋肉が動きづらくなり、肩コリ、首コリ、腰痛の原因になりますが、痛みだけではありません。さまざまな不調を呼び起こしてしまうのです。

癒着により、リンパの流れが滞ります。リンパは老廃物のゴミ箱と言われており、そこがつまっていると老廃物が排出できずに溜まってしまい、むくみにつながります。ふくらはぎのむくみに悩まれる方によくあるパターンです。また、筋膜と皮膚の間には毛細血管が張り巡らされていて、皮膚と癒着してしまうと血液を上手に送れなくなり、血圧が上がりやすく、血行不良や冷え性の原因にもなるのです。さらに筋肉が硬くなり、使いづらくなってしまうことにより、脂肪が燃焼しづらくなり、お腹のたるみや太りやすい体質につながってしまうこともあります。

皮膚と筋膜は体だけでなく、顔でも癒着が起こります。ほうれい線や目の下のたるみ、二重あごなどのお悩みも、皮膚と筋膜がくっつき、リンパや血液の流れを滞らせるのが要因です。また顔の筋肉がしっかり動かせていないので、余計にたるんでしまい、シワも深くなりがちに。

このように顔から足まであらゆるところで癒着が起こり、さまざまなお悩みを生んでしまうのです。

こんな不調が起こってしまう!

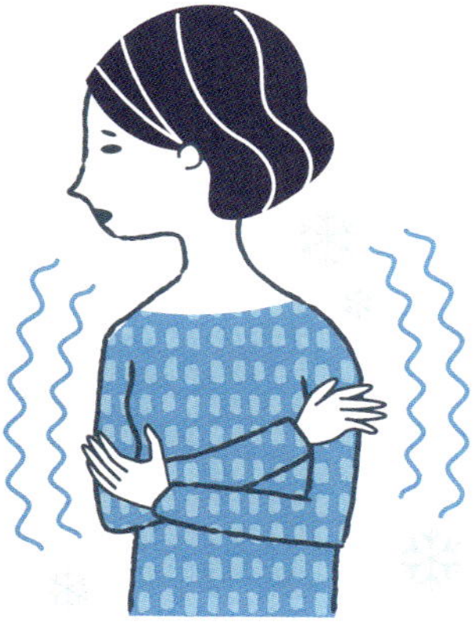

血行不良・冷え性

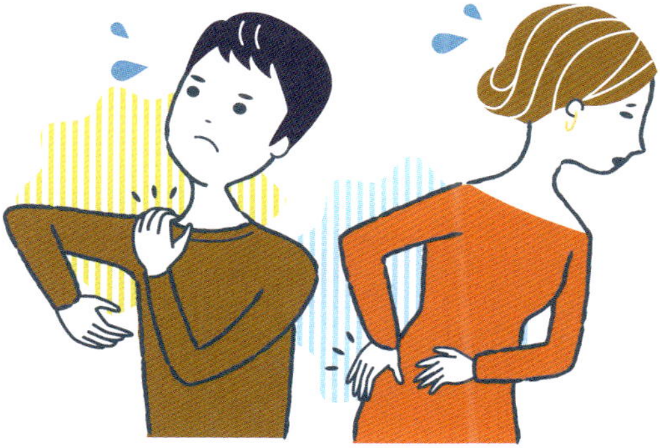

痛みやしびれ

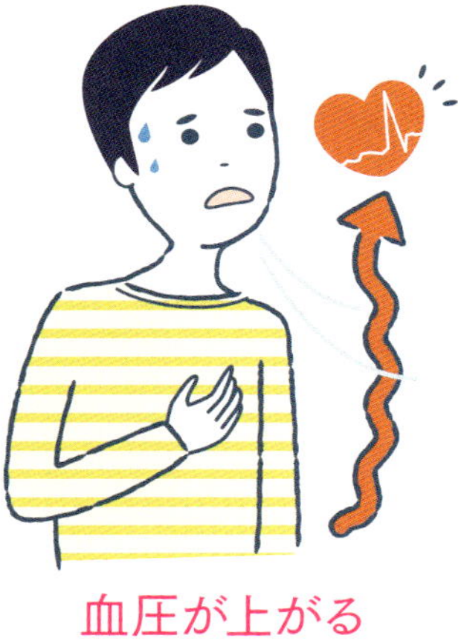

血圧が上がる

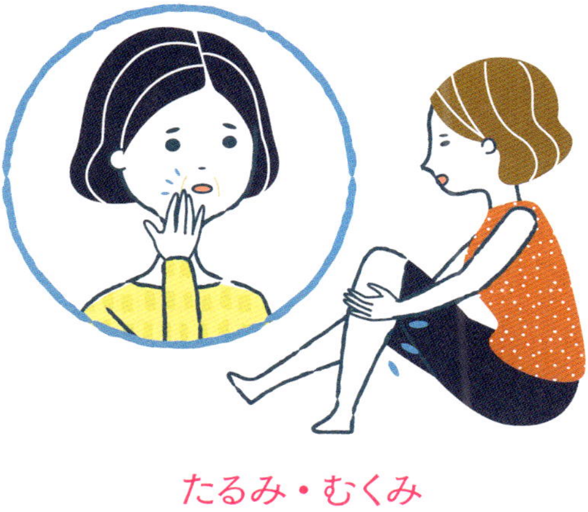

たるみ・むくみ

皮膚をはがすとこんなによくなる！

皮膚と筋膜の癒着を取るには、治療院で皮膚をしっかりローリングする施術などが一番効果的ですが、もっと簡単で、誰でも自宅でできる方法がないかと考えました。

そこで考えついたのが、「皮膚を持ち上げること＝皮膚をはがすこと」です。

試しに自分の首周りの皮膚を持ち上げてみてください。おそらくほとんどの人は皮膚が硬くなっていて、少し持ち上げるだけで痛いのではないでしょうか？

まさにそれが皮膚と筋膜の癒着している状態です。皮膚から筋膜をはがすためにしっかり持ち上げていくと、それだけで動きが軽くなります。

左ページの50代の患者さんも首周りや肩周りの皮膚を1分ほど持ち上げただけで、全然動かなかった首や肩の可動域が広がりました。癒着が取れて、筋膜が通常の動きを取り戻したからです。

他の不調も同様に、皮膚をはがすことで、むくみが取れて、血行がよくなります。こうすると筋肉が緩んだ状態になり、動きやすいので、さらに筋トレをしてしっかり筋収縮を入れれば、たるんだお腹やお尻も引き締まります。

皮膚をはがすだけで、さまざまなお悩みを解消できるのです。

皮膚をはがすだけで可動域が広がる！

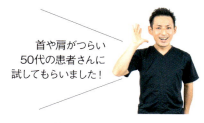

首や肩がつらい
50代の患者さんに
試してもらいました！

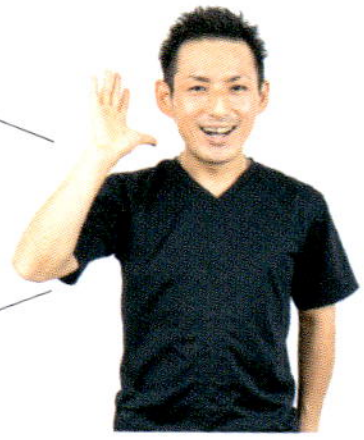

肩周りの皮膚をはがすだけで…

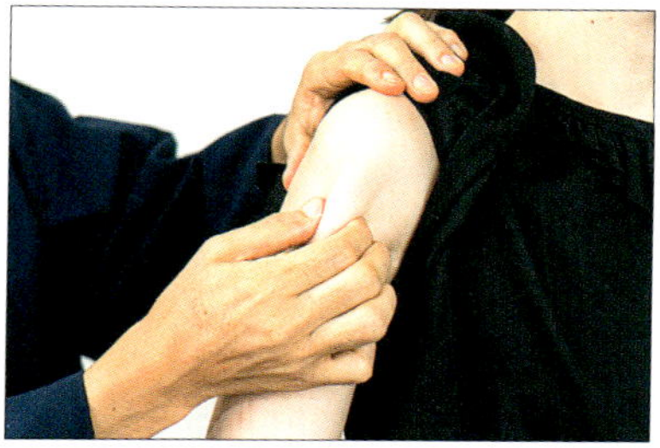

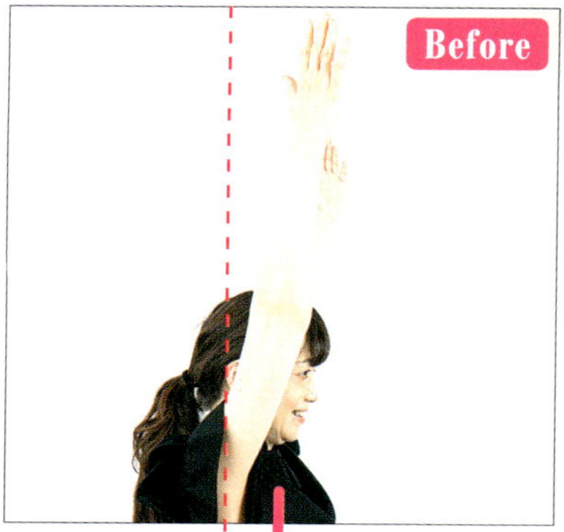

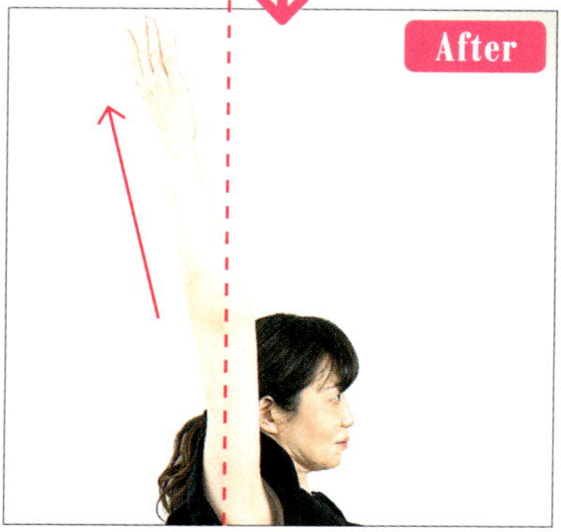

肩が上がりにくく、五十肩ぎみでしたが、肩の付け根の皮膚をはがすだけで可動域が広がる

首周りの皮膚をはがすだけで…

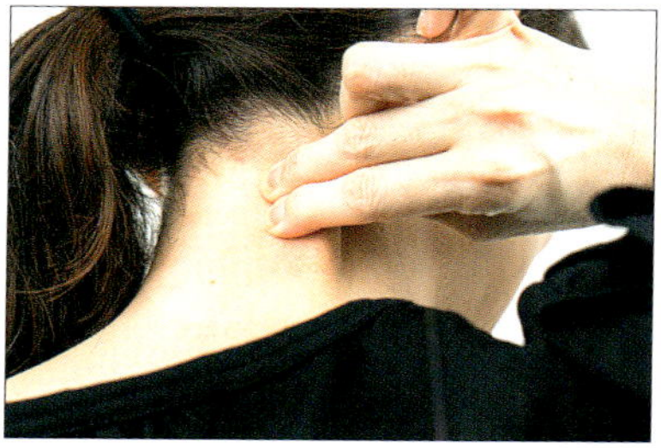

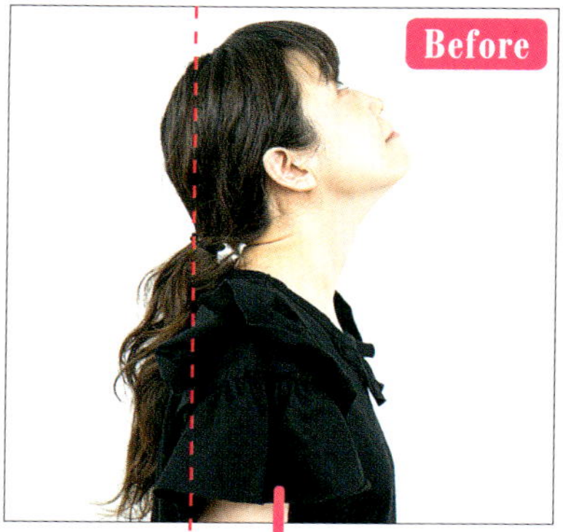

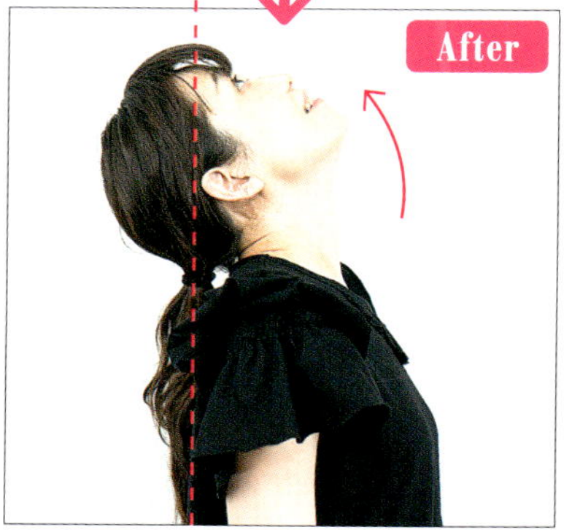

首がガチガチに凝っていた患者さんもこれだけで首の動きが軽くなり、首コリも解消！

COLUMN 1

朝から爽快！
おはようストレッチ

寝ていた状態からスムーズに体を動かせるようにするのがポイント。
あらゆる動作に関係する股関節にねじりのストレッチを入れることで、全身の筋肉が動かしやすくなります。深い呼吸をしながら、朝の目覚めに行いましょう！

1 股関節ストレッチ

左右30秒

片方の足を曲げて膝をかかえるように手で持ち、もう片方の足は伸ばします。股関節周辺やお腹から太ももまでのストレッチに。

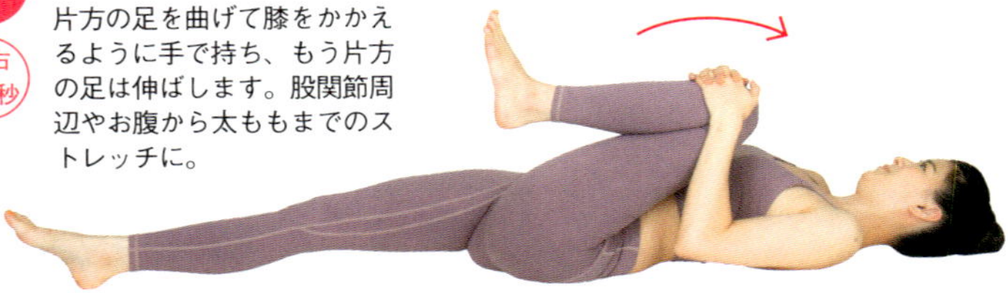

2 殿筋《でんきん》ストレッチ

左右30秒

両手をしっかり広げ、片方の膝を上げて反対側にねじります。胸の前とお尻がしっかり伸びていることを意識してやりましょう。

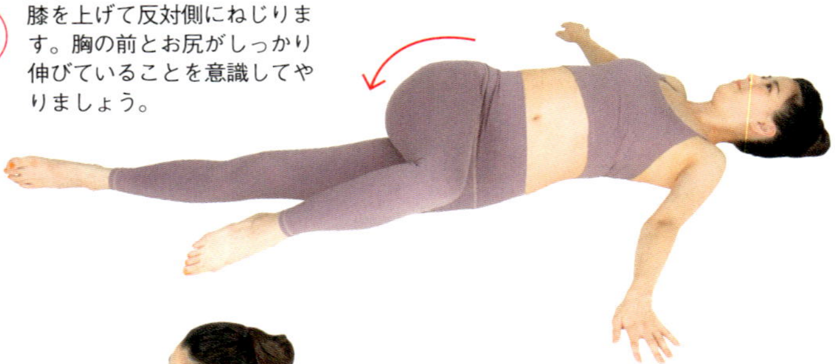

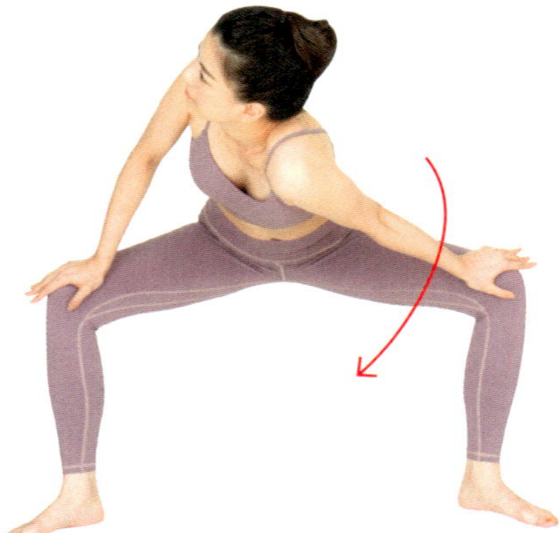

3 肩・背骨ストレッチ

左右30秒

中腰になり、片方の肩をグーッと中に入れて、イタ気持ちいいところでキープ。背骨や股関節の内側がしっかり伸びます。

2章

まずは「首」で効果を実感！
「はがトレ」基本編

皮膚の癒着が不調の原因。
まずは、あなたにすぐ効果を実感してもらいたい！
多くの不調が改善する「首のはがトレ」を例に
はがトレの基本メソッドを紹介します。

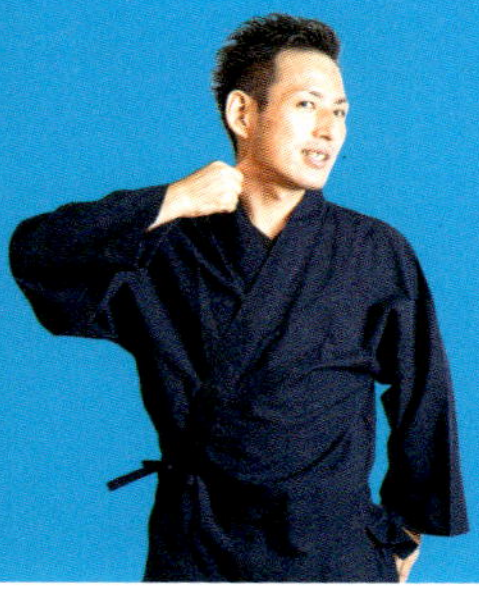

あらゆるお悩みを解消

GENRYUメソッド はがトレとは?

皮膚と筋膜が癒着することが、痛みや不調の原因になっていることがわかったところで、いよいよGENRYUメソッド「はがトレ」を紹介させていただきます。

やることはこの2ステップのみ!

STEP1　皮膚をはがす

STEP2　筋肉をほぐす

「STEP1　皮膚をはがす」では、皮膚を持ち上げて癒着した筋膜をはがしていきます。部位によりますが、なるべく薄く伸ばすように皮膚を持ち上げるのがポイントです。初めてやる人や痛くて持ち上がらない人は、できる範囲で軽めにつまんだり、脂肪ごと持ち上げてもOK。続けるうちにしっかりはがせるようになります。

「STEP2　筋肉をほぐす」では、筋肉の格子状線維に沿って、横方向と縦方向にほぐします。一方向だけでなく、どちらもほぐすことで筋肉が柔らかくなります。

この2つをするだけで、痛みや不調は徐々に改善していきます。

次ページから、さまざまな不調の改善を実感できる「首周り」のはがトレを通して、細かいポイントをご紹介いたします。ぜひトライしてみてください!

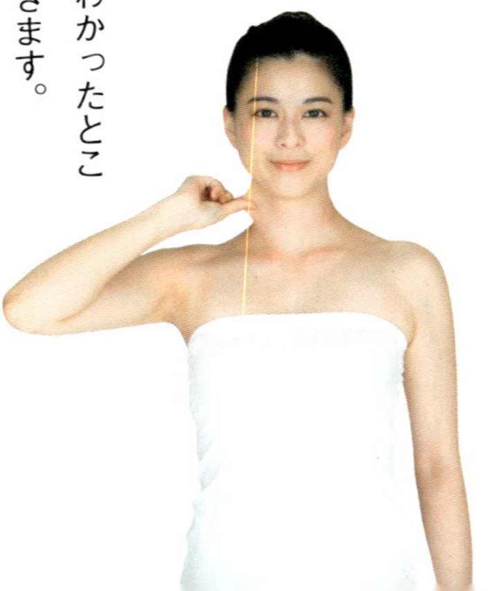

忙しい人に
おすすめ

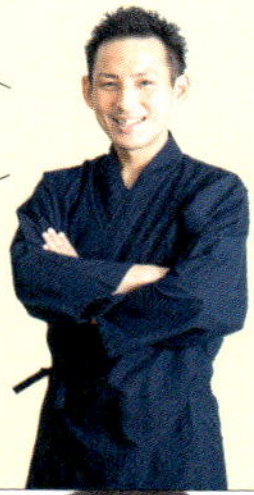

はがトレの即効性を実感！
首のはがトレ Quick

本当に効くの？　YouTube動画だと難しそう…そんな人に試してほしい「QUICKバージョン」を考案しました！

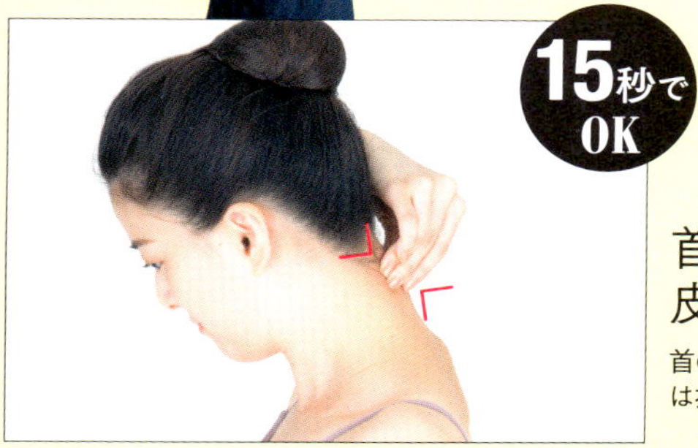

1
首の後ろの皮膚を持ち上げる

首の後ろの皮膚を持ち上げます。痛い人は持ち上げられる範囲でOK！

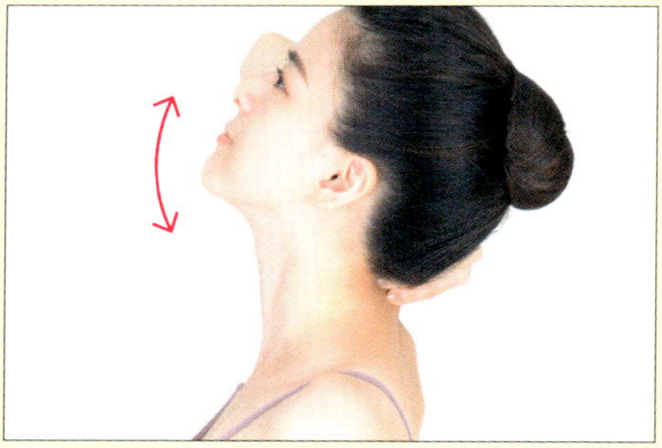

2
持ち上げたまま首を上下に動かす

皮膚を持ち上げたまま、首を上下に5往復動かします。

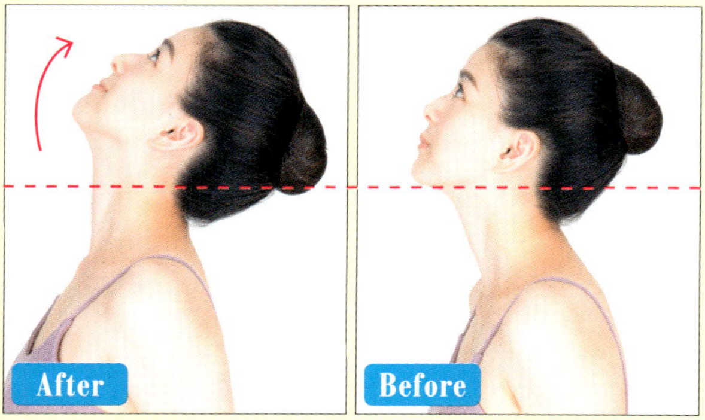

これだけで！

首が動かしやすくなる！

首の可動域が広がり、上を向きやすくなります。血行もよくなり頭もすっきり！

2ステップでOK！ GENRYUメソッド はがトレの基本

STEP 1 皮膚をはがす

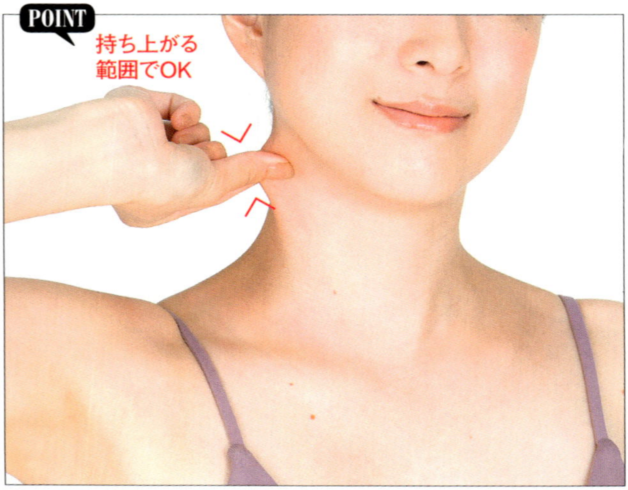

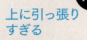

皮膚を指ではがすように持ち上げます。親指と人差し指の２本でつまむようにします。上に引っ張りすぎたりつねったりするのはNG。初めてやると痛くて皮膚が持ち上がらないので、つまめる範囲でOKです。まずは痛みを感じる側から、次に反対側と両側しっかり行います。

はがトレのポイント

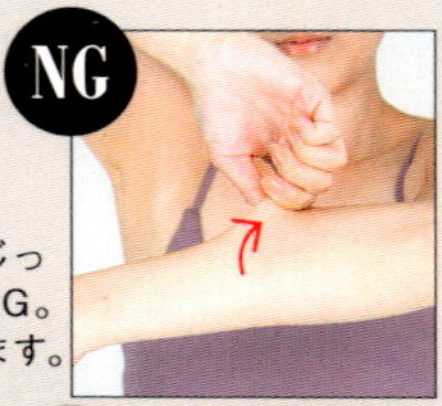

ねじる

つねるようにねじったりするのはNG。さらに痛くなります。

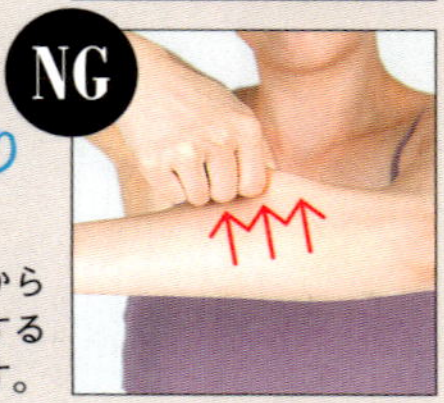

上に引っ張りすぎる

持ち上がらないからと引っ張り上げすると皮膚を傷めます。

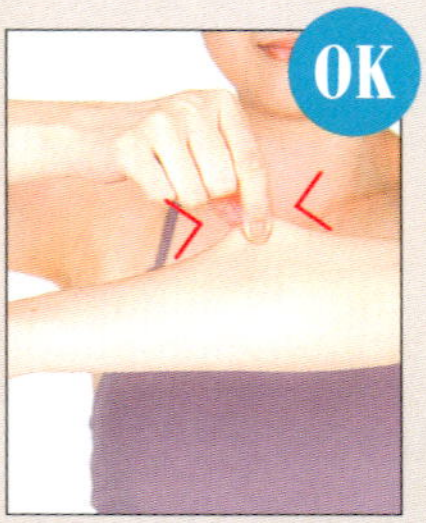

皮膚を持ち上げる

皮膚を上につまむように持ち上げます。慣れてくると皮膚の癒着がはがれて柔らかくなります。

首コリのはがトレ・皮膚をはがす

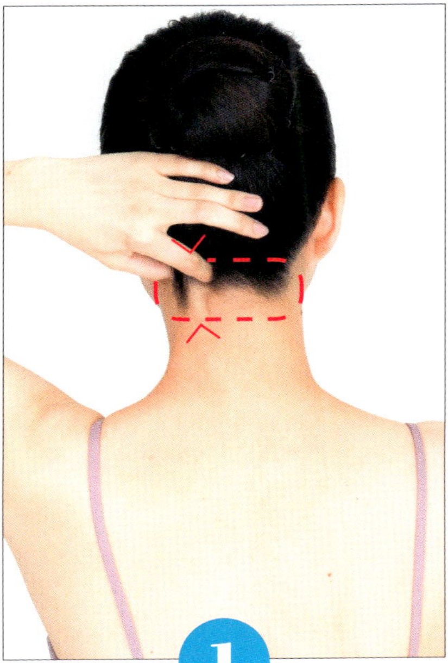

1

首のつけ根の皮膚をはがす

首コリがつらい人は特に首周辺の皮膚が硬く、筋肉が癒着しているのでしっかり持ち上げていきます。

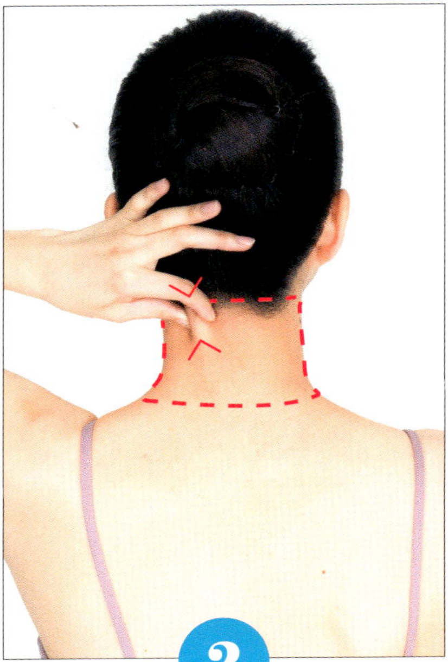

2

首の後ろの皮膚をはがす

首の後ろの皮膚をはがすと、首コリもすっきり。持ち上げにくい人は両手を寄せるように持ち上げて。

はがしにくい場合？

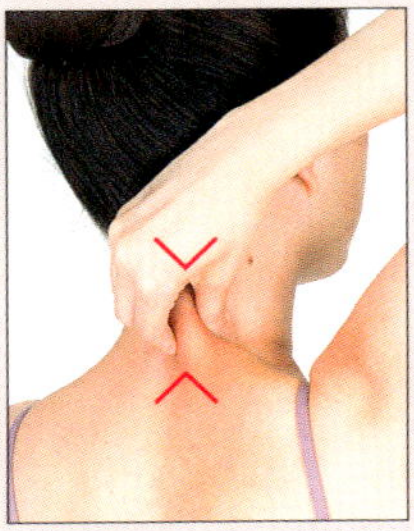

大きく脂肪ごとつまんでOK！

痛い人は脂肪ごと大きくつまみましょう。上に引っ張りすぎたりねじるのはNG。

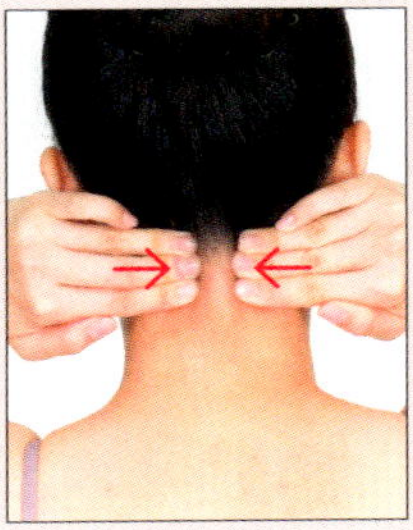

両手で寄せるようにして皮膚を持ち上げる

持ち上げたい箇所を両手でぐっと寄せると硬い部分も持ち上げやすくなります。

STEP 2 筋肉をほぐす

筋肉を横にほぐす

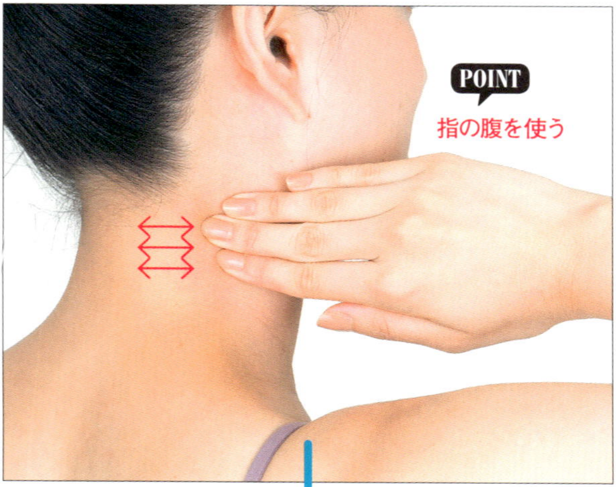

筋肉を縦にほぐす

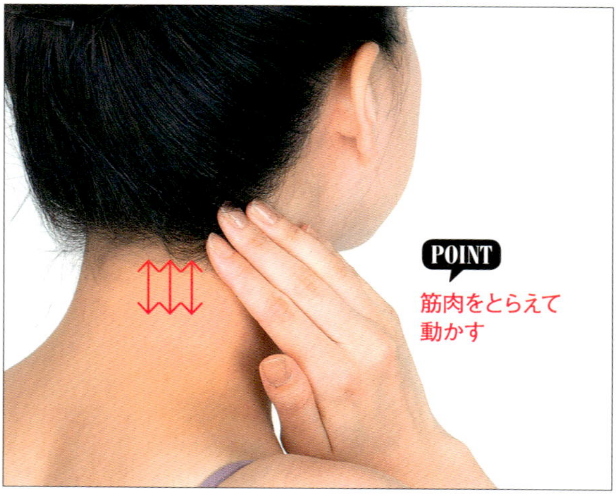

筋肉は筋線維が格子状に集まった集合体なので、筋線維に沿った横方向、縦方向の順にほぐしていくと筋肉が緩みやすくなります。痛みを感じる部位の周辺までほぐしましょう。

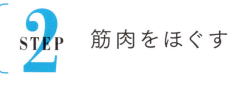

首コリのはがトレ・筋肉をほぐす

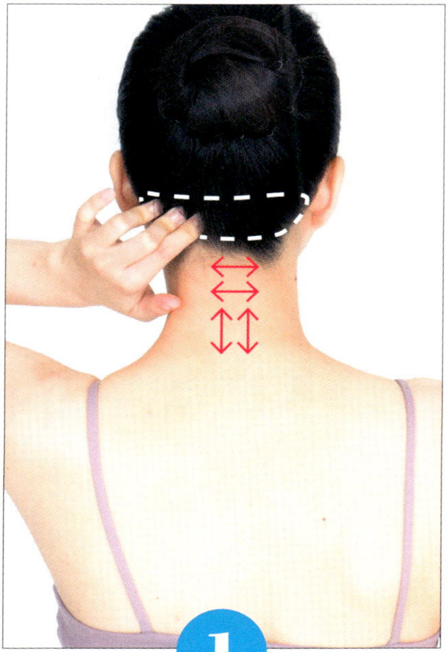

1

後頭下筋群の付け根を横→縦にほぐす

頭蓋骨と首の骨をつなぐ大切な筋肉の後頭下筋群の付け根をほぐしていきます。

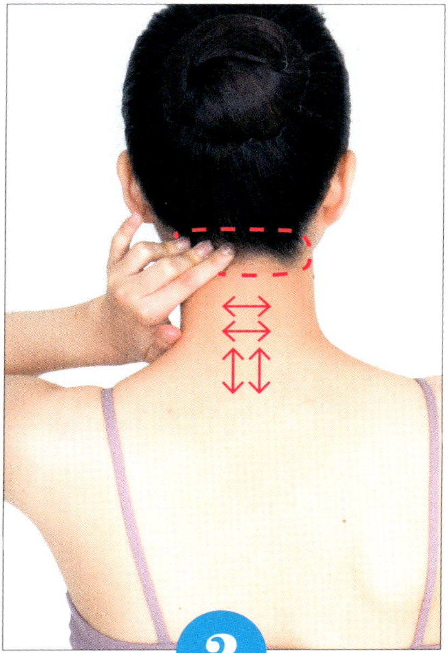

2

後頭下筋群の付着部を横→縦にほぐす

後頭下筋群の付着部を横方向、縦方向の順にほぐしていきます。

ほぐしやすい方法でOK！

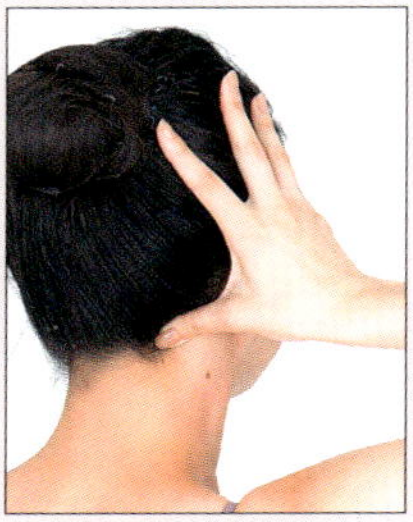

親指でほぐす

力が入りにくい人は首の付け根など親指を使ってほぐしてもOK。

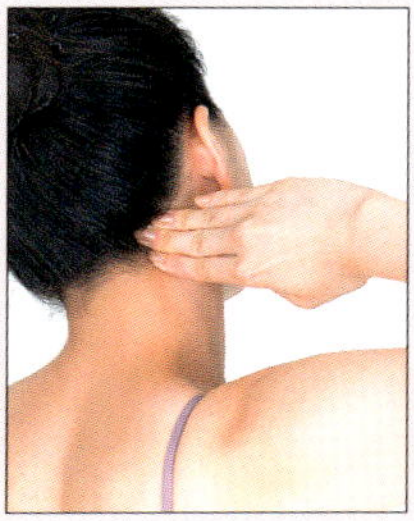

人差し指・中指・薬指の3本でほぐす

3本の指でそろえてやると広範囲をしっかりほぐせます。指の腹を使いましょう。

首周りのはがトレ

▼頭痛・ストレートネック

首周りになぜ不調が多いか？

重さが６～８kgある頭を支えている首には日頃からかなり負担がかかっています。加えてデスクワークなど座っている時間が長いと首が前にいきがちでさらに痛める原因に。

首周りの不調の原因

- 座っている姿勢が長く、首や頭が前にいきがち
- 猫背
- 眼精疲労

はがトレで解消

はがトレのポイント

- **後頭下筋群**をほぐす
- **胸鎖乳突筋**をほぐして首の動きをスムーズにする
- **側頭筋**をほぐして血行を改善する

ここがポイント！　首回りの筋肉

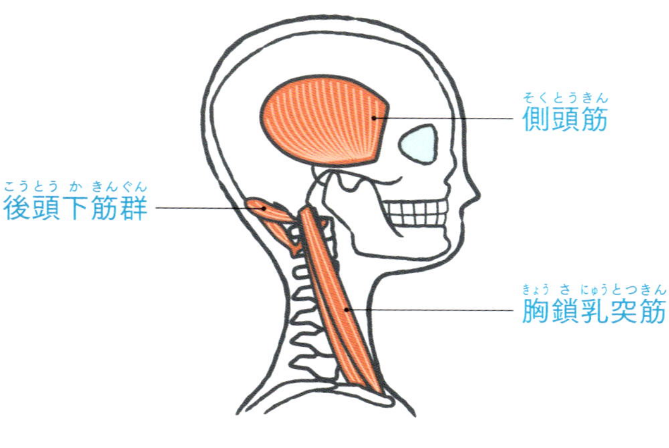

首コリのはがトレにプラスαすればOK！

頭痛なら

STEP1 皮膚をはがす

＋α
側頭部の皮膚をはがす

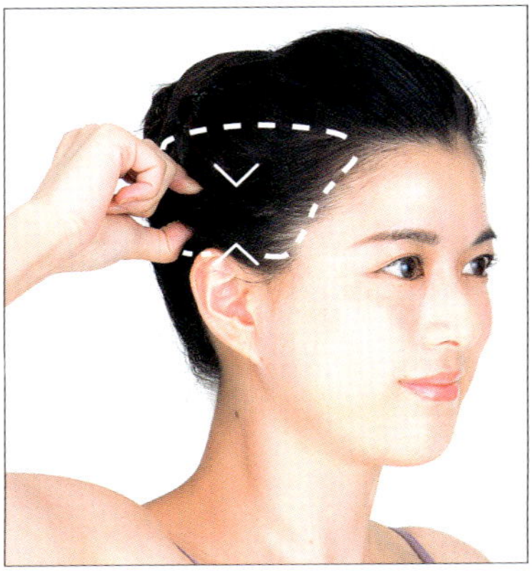

側頭部の血行不良が原因の一つ。側頭部全体の皮膚を持ち上げていきます。

STEP2 筋肉をほぐす

＋α
側頭筋を横→縦にほぐす

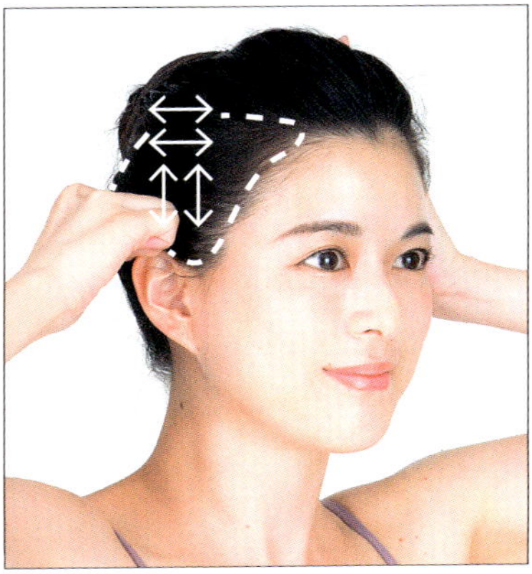

側頭筋は姿勢の悪さや緊張で硬くなりがちなので側頭部をしっかりほぐしましょう。

ストレートネックなら

STEP1 皮膚をはがす

＋α
首の横の
皮膚をはがす

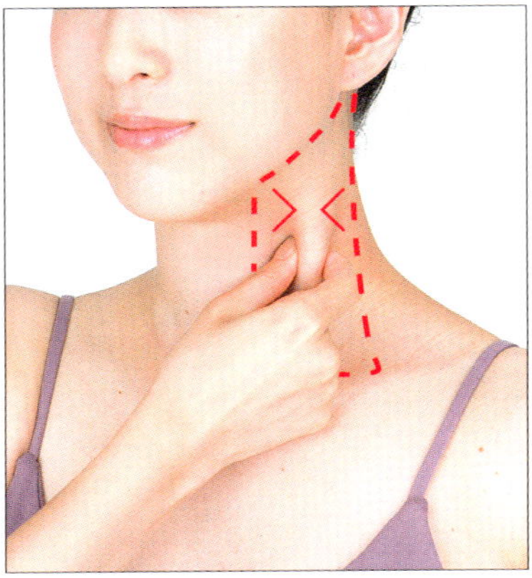

首を倒したり回転させるのに必要な首の皮膚が硬くなっているので、皮膚を持ち上げていきます。

STEP2 筋肉をほぐす

＋α
胸鎖乳突筋を
横→縦にほぐす

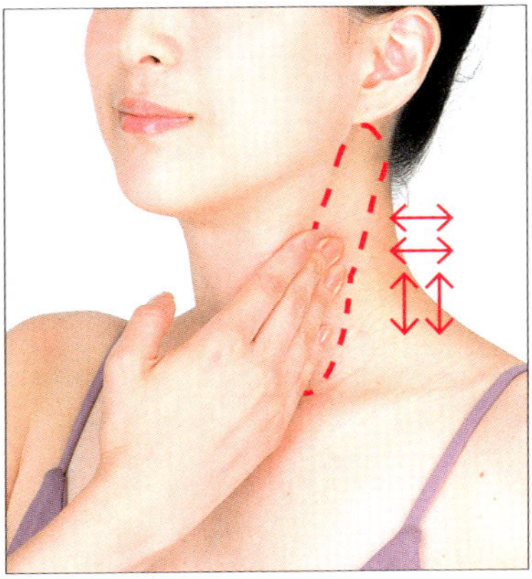

右を向いた時には左の胸鎖乳突筋、左を向いた時には右の胸鎖乳突筋を横方向、縦方向の順にほぐしていきます。

COLUMN 2

ぐっすり眠れる

おやすみストレッチ

一日使った背骨、股関節、足周りをしっかりストレッチすることで
老廃物が流れやすくなり、疲れが取れやすくなります。おやすみ前の2〜3分やるだけで
翌朝の体調に違いが出るので、ぜひトライしてみてくださいね！

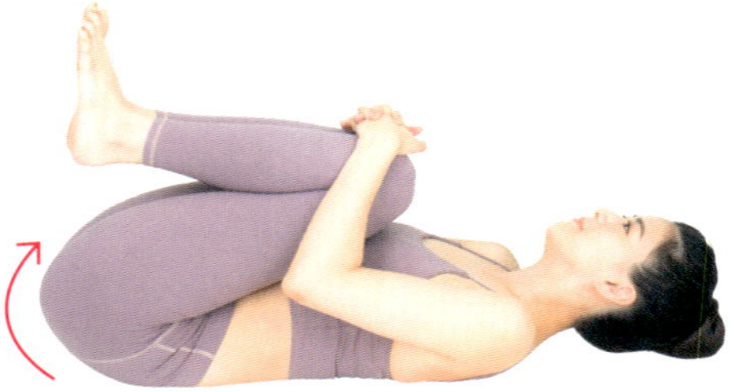

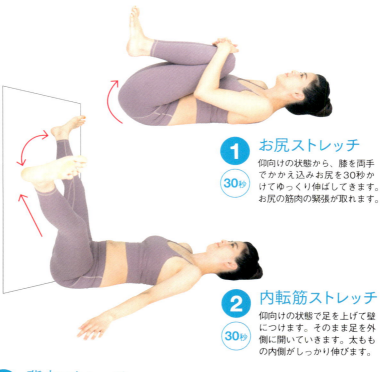

1 お尻ストレッチ

30秒

仰向けの状態から、膝を両手でかかえ込みお尻を30秒かけてゆっくり伸ばしてきます。お尻の筋肉の緊張が取れます。

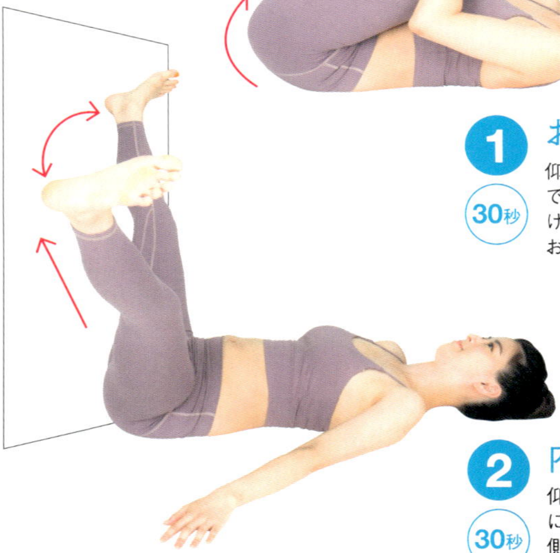

2 内転筋ストレッチ

30秒

仰向けの状態で足を上げて壁につけます。そのまま足を外側に開いていきます。太ももの内側がしっかり伸びます。

3 背中ストレッチ

30秒

両手両膝をついた状態からお尻を後ろに持っていき、背中を伸ばします。手首は上に向けておいて30秒キープ。

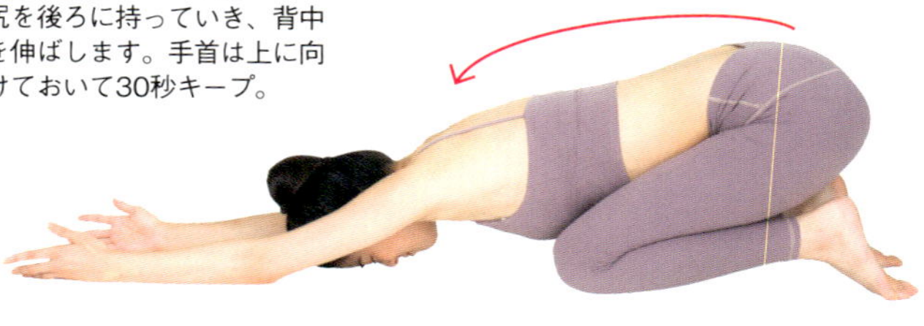

3章

つらいコリ、痛みを取り除く！
体の不調撃退編

常に体に残るコリから、歩くことすらつらい痛みまで
しっかり「皮膚の癒着」をはがせば改善します。
YouTube動画で解説する内容を一目でわかりやすく、
さらに簡単にできる初公開のメソッドも紹介します！

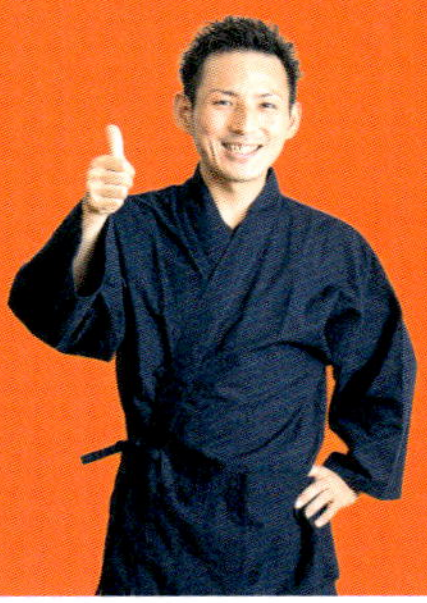

肩のはがトレ

▼肩コリ、肩痛、四十肩・五十肩、腕コリ

なぜ肩周りにコリや痛みが出るの？

姿勢の悪さで肩の筋肉が硬くなり皮膚と癒着する

肩コリや肩痛の主な原因は、デスクワークやスマホを見ている時の姿勢です。猫背や巻き肩になっていることが多く、首や頭が前の方にいくためそれを支えようとして僧帽筋や三角筋が硬くなってしまい、皮膚と癒着し痛みやしびれが生じてしまうのです。また、日常生活で腕や肩が動いていないことが多く常に緊張しています。はがトレで肩周りの筋肉をほぐすことで肩の動きを滑らかにしましょう。

肩周りの不調の原因

- デスクワークやスマホを長時間見ていて猫背や巻き肩になっている
- 猫背や巻き肩になることで、血行が悪くなる
- 姿勢の悪さにより、僧帽筋が短縮し硬くなる
- 三角筋（肩の付け根の筋肉）が常に緊張している
- 三角筋や上腕二頭筋が硬くなっている

はがトレで解消

はがトレのポイント

- **僧帽筋**を緩めて元の位置に戻す
- **肩の付け根**の皮膚をはがす
- **三角筋**をほぐす
- **上腕二頭筋**をほぐす

ここがポイント
肩周りの骨・筋肉

僧帽筋《そうぼうきん》

首から肩、背中に広がる大きな筋肉のため、肩コリの原因になることが多い。

小円筋《しょうえんきん》

肩を安定させるインナーマッスルの一つ。肩の痛みに関与する筋肉。

三角筋《さんかくきん》

肩の付け根にある盛り上がった筋肉で、腕を動かす際に連動して使われ、肩関節も守る。

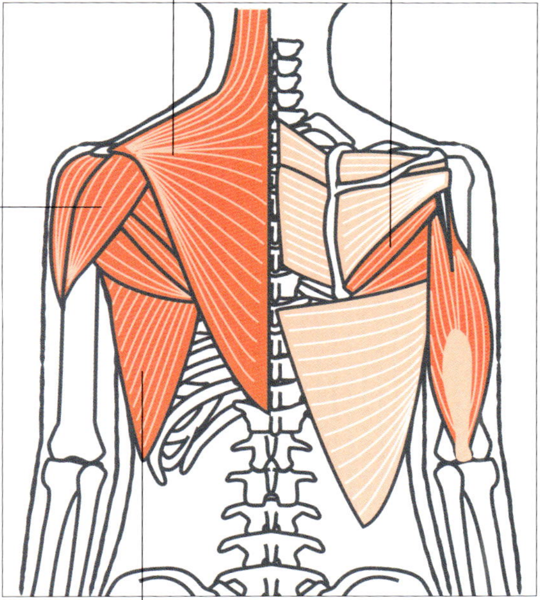

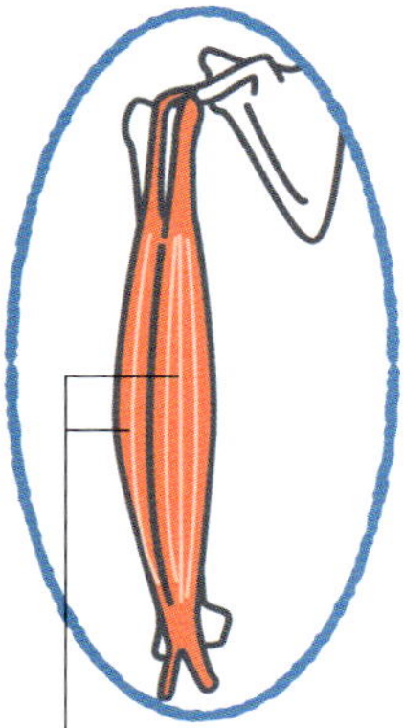

前鋸筋《ぜんきょきん》

脇の下にある大きな筋肉。肩甲骨を前に出す時に使う。

上腕《じょうわん》二《に》頭筋《とうきん》

腕の前側にある筋肉。肘を曲げる動作でよく使う。縮んだ状態で使いすぎると痛みの原因に。

肩のはがトレ Quick

忙しい人はこれだけでOK！

1 肩の付け根の皮膚を持ち上げる

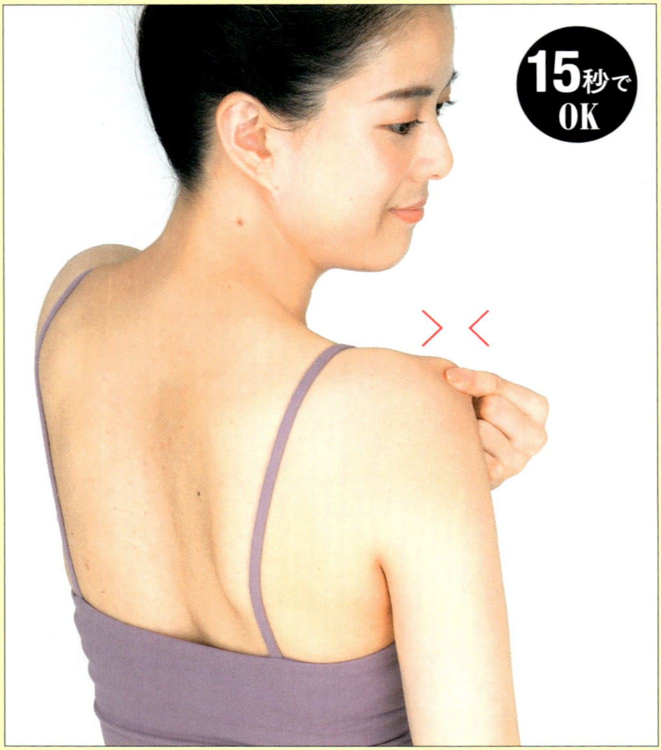

肩の付け根全体の皮膚を持ち上げます。痛いところが癒着を起こしているのでそこを中心にはがしましょう。

肩の付け根の皮膚を持ち上げるだけでOK！

肩の付け根は、パソコンを打ったり、物を持ち上げたりなどさまざまな動作をする際の重要な部位です。はがトレＱｕｉｃｋではまず肩の付け根の皮膚をはがして動かすことで、肩の可動域を広げて、皮膚と筋膜の癒着をはがします。

2 皮膚を持ち上げたまま肩を後ろに回す

そのままぐるぐる10回ほど肩を大きく後ろに回しましょう。皮膚はしっかり持ち上げたままで離さないように。

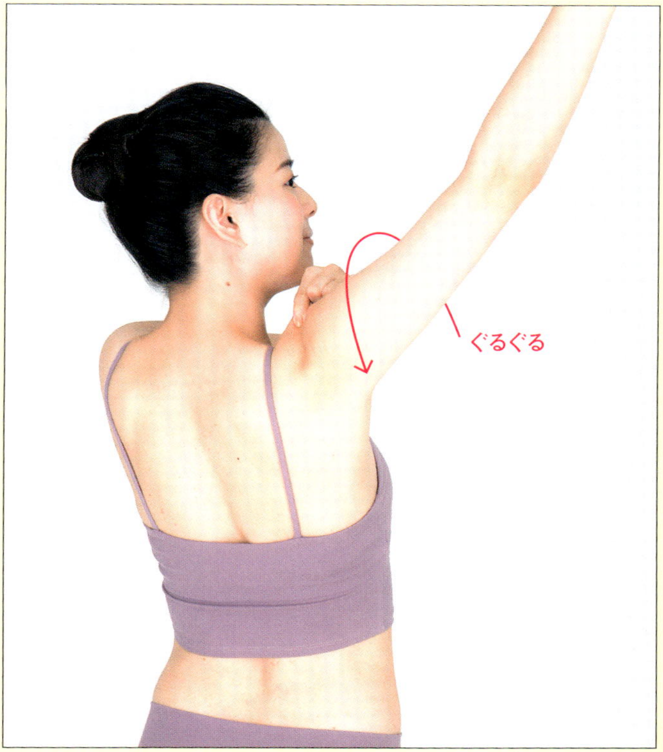

これだけで！

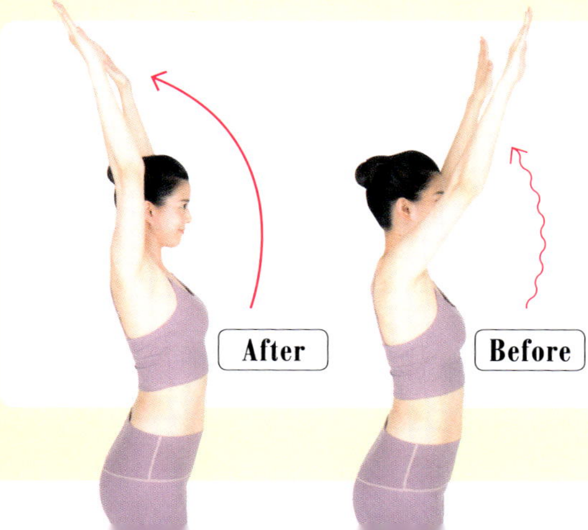

肩の可動域が広がる！

たったこれだけで上がらなかった肩がしっかり上がるようになります。肩の動きがスムーズになり、日常の動作も楽になりますよ。

肩コリ

▼首の後ろの皮膚をはがすのがポイント

STEP 1 皮膚をはがす

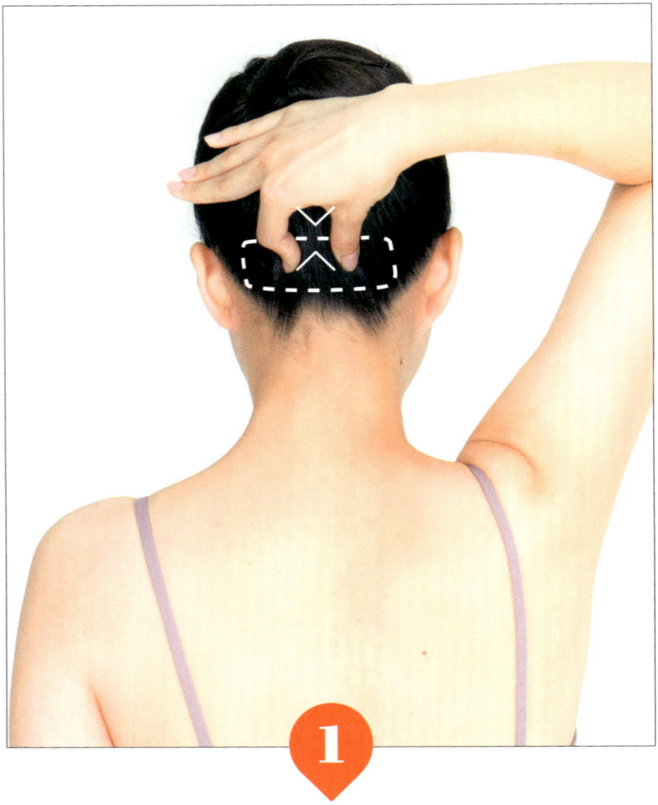

1

後頭部の皮膚をはがす

後頭部の皮膚はかなり硬いので、なかなか指では持ち上がらない場合は両手で皮膚を寄せるようにしましょう。

はがすのは首の後ろや
鎖骨周りの皮膚！
ほぐすのは僧帽筋！

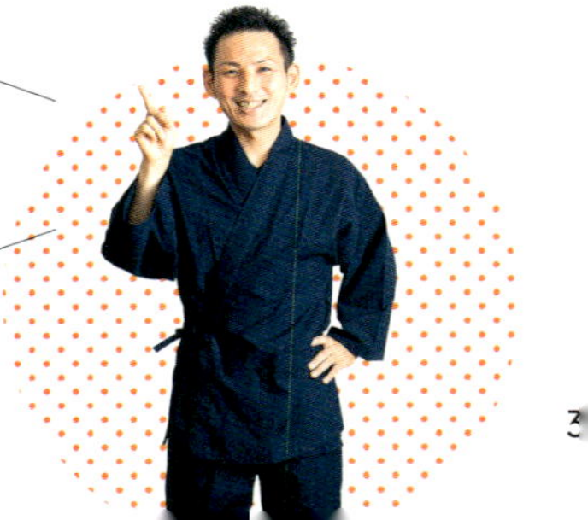

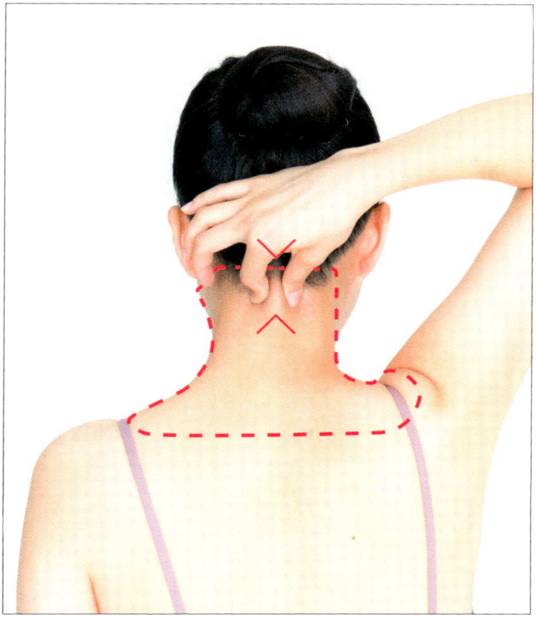

2

首の後ろ全体の皮膚をはがす

首の後ろの皮膚を全体的に持ち上げます。首の皮膚をしっかり持ち上げておくと筋肉が緩みやすくなります。

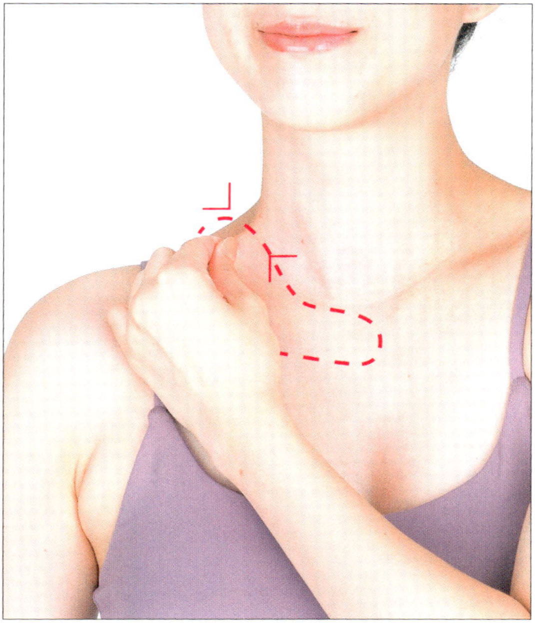

3

鎖骨の皮膚をはがす

鎖骨の上の皮膚を持ち上げていきます。特に鎖骨の端までしっかり皮膚を持ち上げるのがポイントです。

STEP 2 筋肉をほぐす

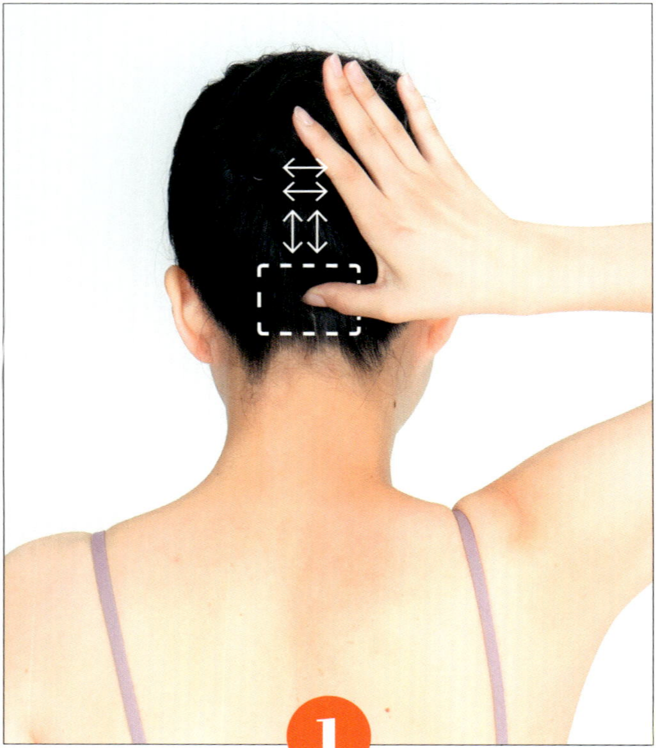

1

僧帽筋の付着部を横→縦にほぐす

後頭部の出っ張った骨から少し下がった場所に親指を置き、その部分を横方向、縦方向の順にほぐしていきます。

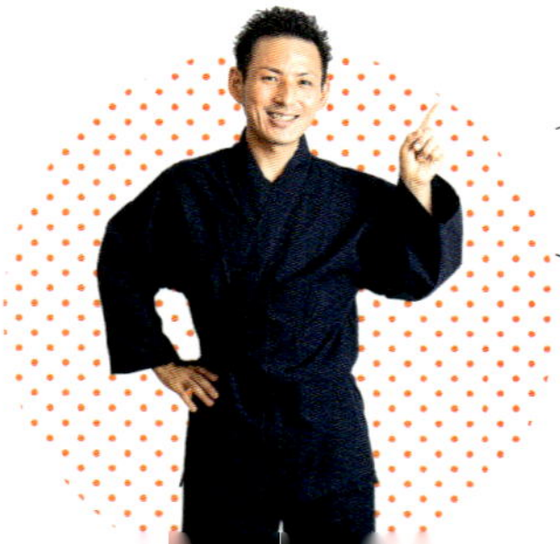

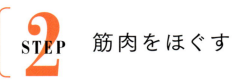

この部分はとても硬いので
しっかりほぐしましょう

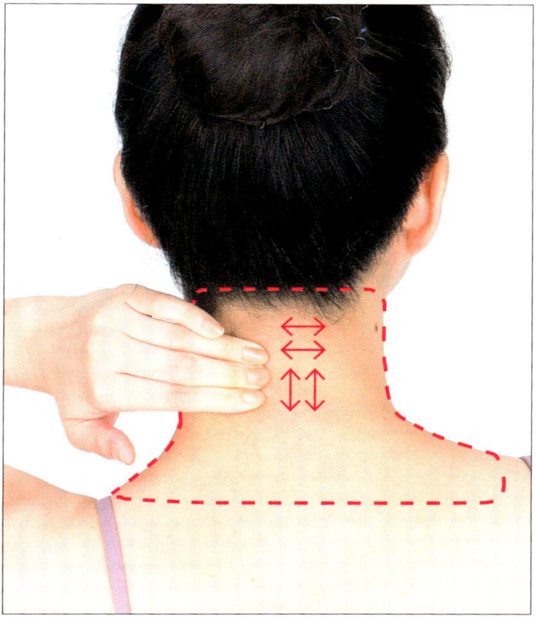

2

首の後ろ全体を横→縦にほぐす

首の後ろに指を３本並べて置き、筋肉全体を横方向、縦方向の順にほぐしていきます。

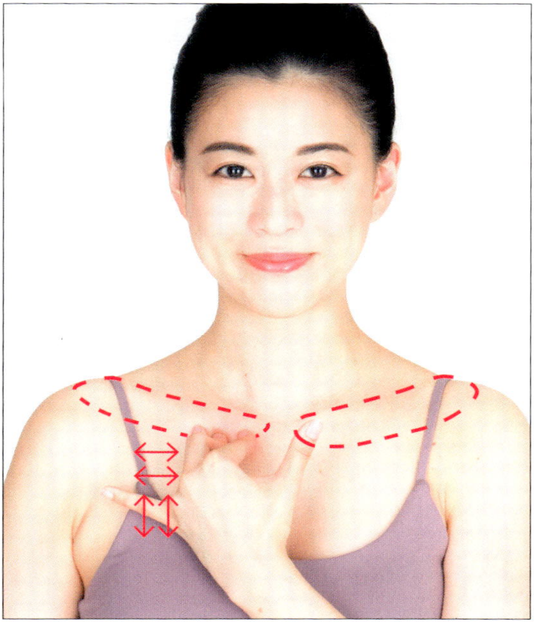

3

鎖骨を横→縦にほぐす

鎖骨の上に指を３本並べて置き、ほぐしていきます。特に鎖骨の端が固まりやすいのでしっかりほぐしましょう。

肩痛

▼肩甲骨周辺の皮膚をはがす

STEP 1 皮膚をはがす

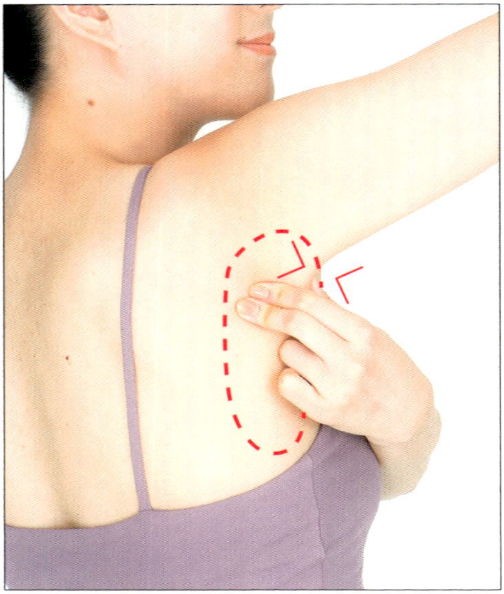

1

肩甲骨外側の皮膚をはがす

手が届く範囲でOKなので、肩甲骨の外側の皮膚を持ち上げていきます。痛い場合は皮膚と筋膜が癒着しているので、しっかりはがしましょう。

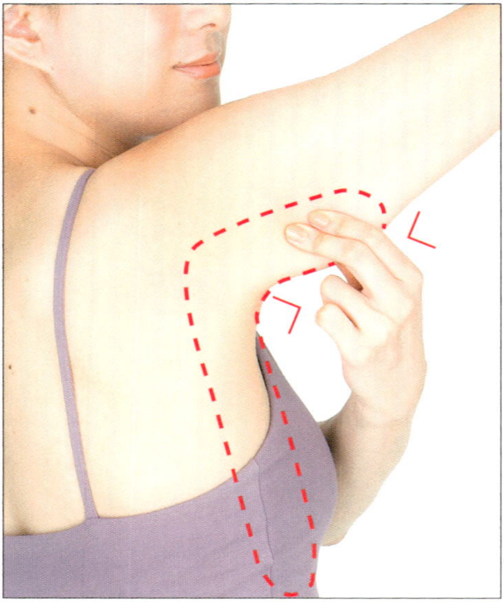

2

脇の下もしっかりはがす

脇の下から肩の付け根の周辺もしっかり皮膚を持ち上げていきましょう。

手が届く範囲をはがすだけでも肩甲骨は動かしやすくなります

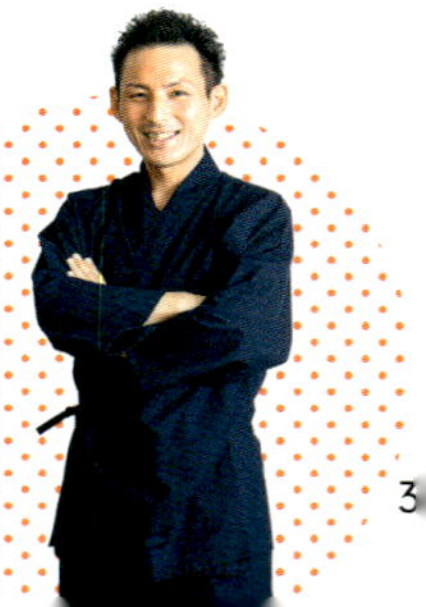

STEP 2 筋肉をほぐす

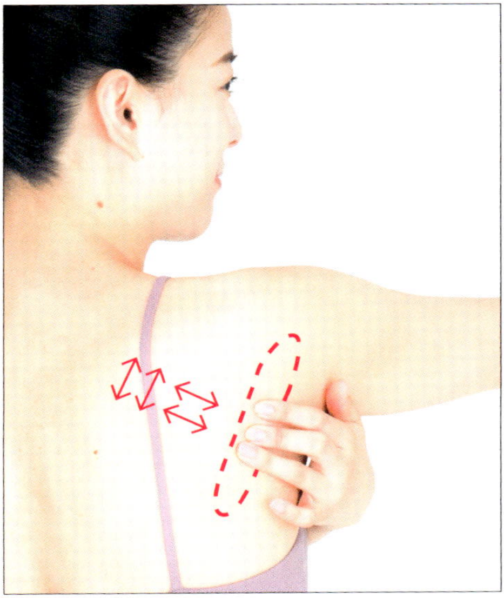

1 小円筋を横→縦にほぐす

肩甲骨の下から外側に沿って指を３本並べて置き、肩甲骨の外側の硬くなっている部分を横方向、縦方向の順にほぐしていきます。

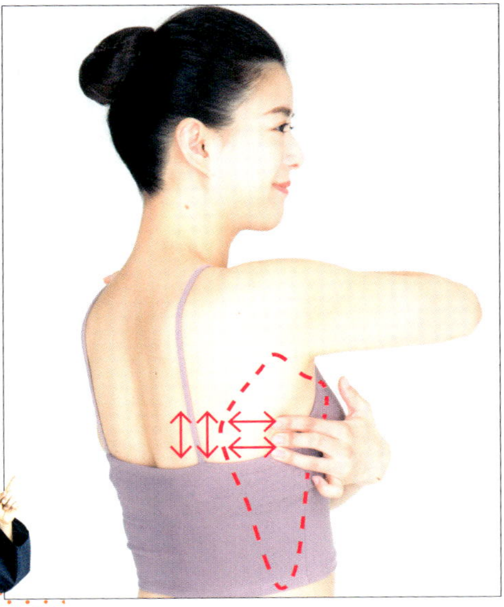

2 前鋸筋を横→縦にほぐす

脇の下の肋骨から体の横側の肋骨の上を横方向、縦方向の順に、全体的にほぐしていきます。左右両方行いましょう。

ほぐしおわったら肩甲骨をしっかり動かしてね！

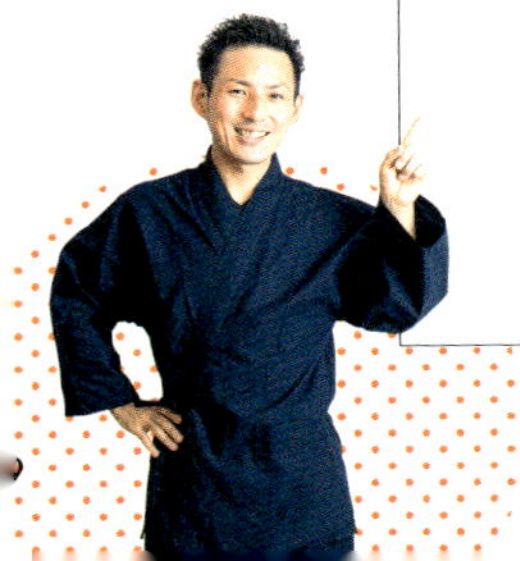

四十肩・五十肩

▼三角筋をほぐす

STEP 1　皮膚をはがす

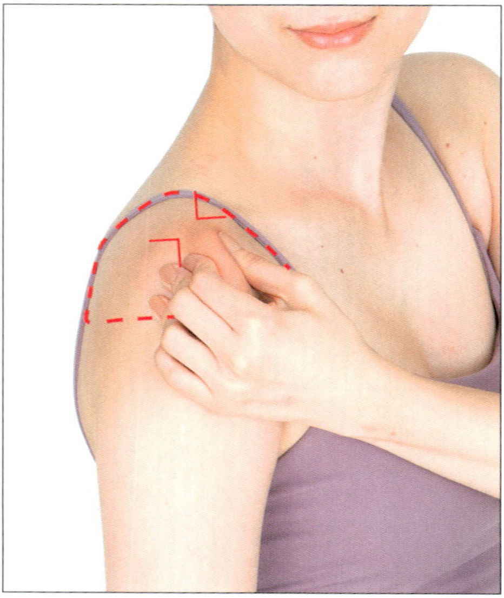

1　肩の付け根の皮膚をはがす

肩が痛い人は肩の付け根の周辺が硬くなっているはずなので、しっかり持ち上げましょう。

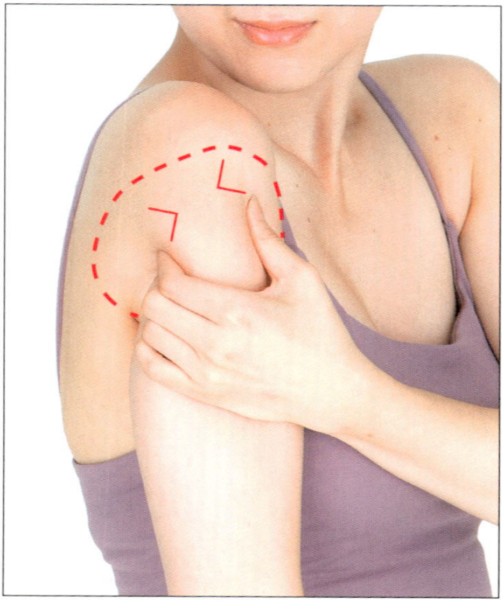

2　腕の皮膚をはがす

腕の周辺の皮膚をグッと持ち上げる意識でやりましょう。皮膚の癒着がはがれ酸素が行き渡り筋肉がほぐれやすくなります。

はがすのは
肩の付け根の皮膚
ほぐすのは
三角筋！

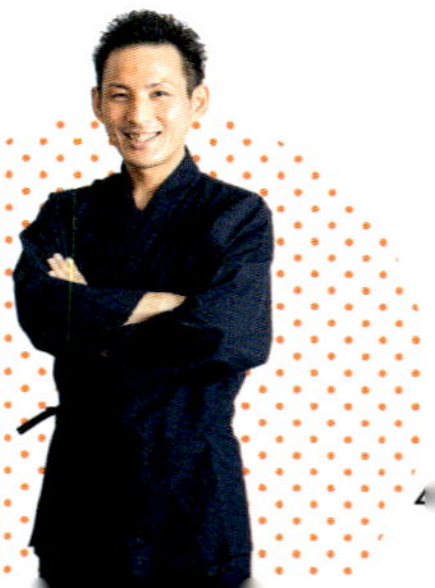

STEP 2 筋肉をほぐす

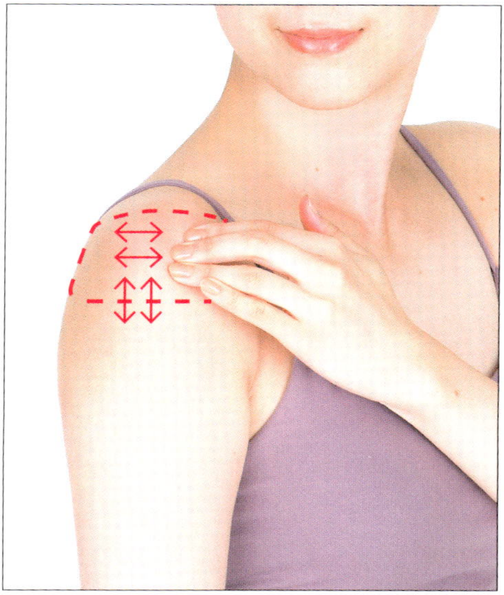

1 三角筋の付着部の筋肉をほぐす

肩の付け根に指を３本並べて、筋肉を割くような意識で、横方向、縦方向の順にほぐしていきます。

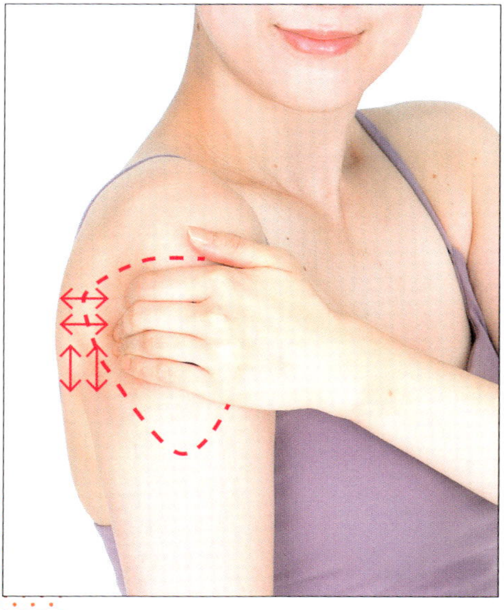

2 三角筋全体を横→縦にほぐす

三角筋は前部、中部、後部と３つに分かれているので、全体的にほぐしましょう。特に、筋肉の間の割れ目（くぼんだところ）を割くようにほぐすと効果的。

日頃から肩をしっかり動かすようにしましょう！

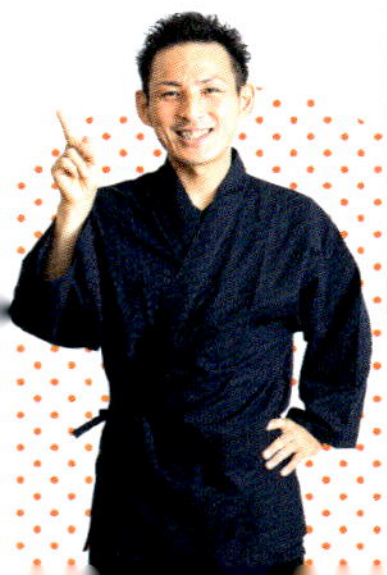

腕コリ

▼腕周りの皮膚をはがす

STEP 1 皮膚をはがす

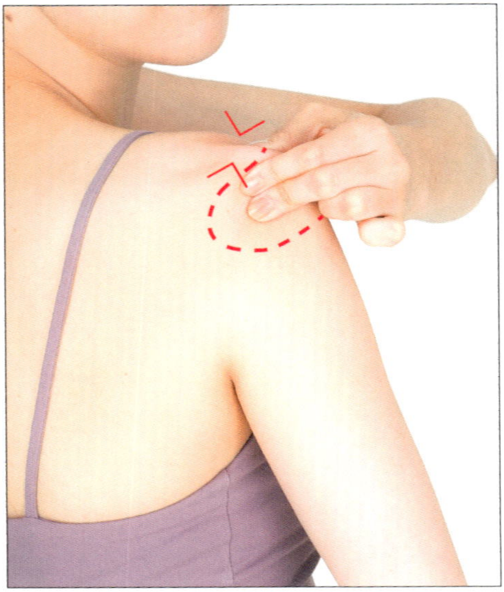

1

肩の端の皮膚をはがす

肩の端（鎖骨と肩甲骨の骨が交わった場所）の皮膚をはがします。

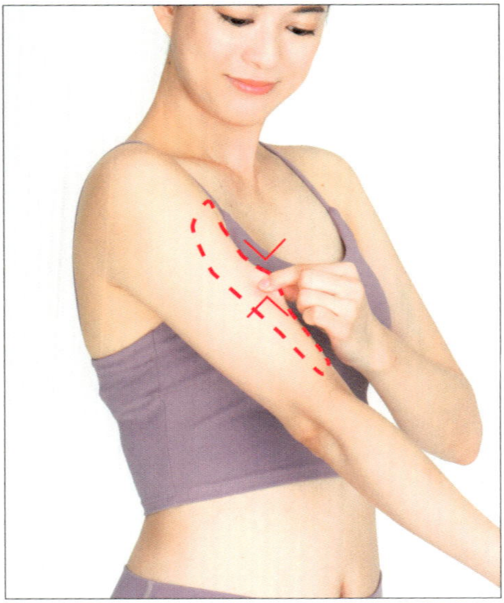

2

腕の前側の皮膚をはがす

この周辺は、皮膚と筋膜が癒着しやすい場所なので、しっかりほぐしましょう。

これだけでも
ガチガチの
腕が
ほぐれます

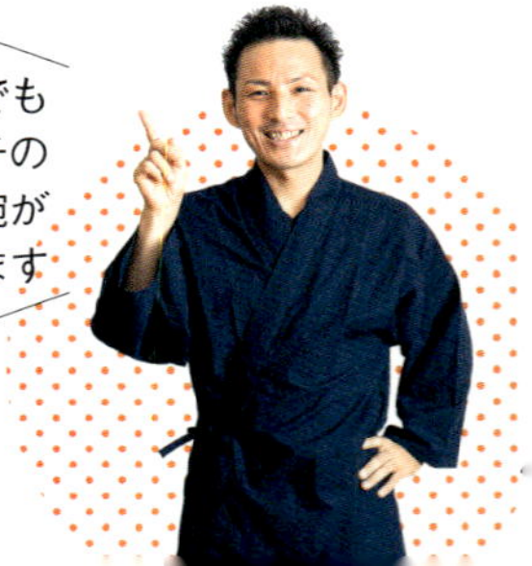

STEP 2 筋肉をほぐす

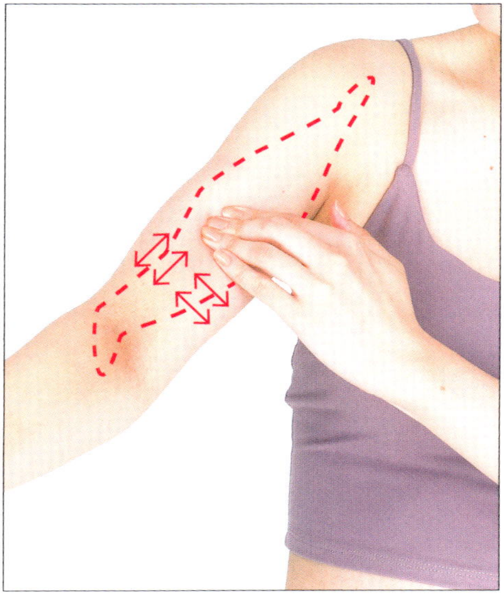

1 上腕二頭筋全体を横→縦にほぐす

上腕二頭筋全体を横方向、縦方向の順にほぐしていきます。

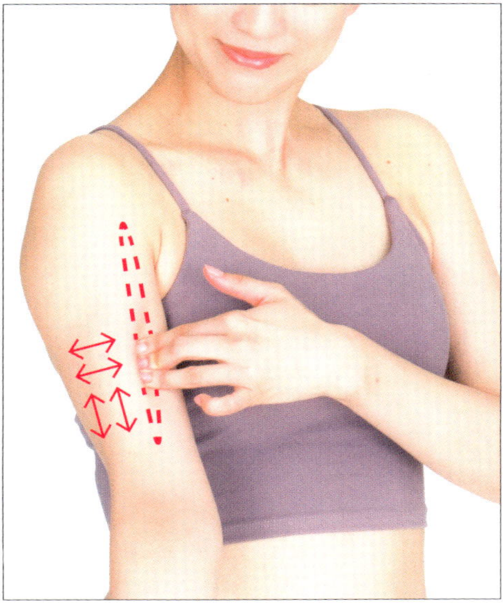

2 上腕二頭筋の間を横→縦にほぐす

上腕二頭筋の中央を触ると溝のように凹む部分があり、そこを割くように横方向、縦方向の順にほぐしていきます。

腰のはがトレ

ぎっくり腰、反り腰、
腰痛（軽度・重度）、お尻の痛み

なぜ腰周りにコリや痛みが出るの？

腰以外の筋肉が硬いことに原因が潜んでいる

腰は体をねじったり、曲げ伸ばしたり日常生活でよく使うせいか、痛みに悩む人が多い部位です。腰痛は主に腰の筋肉が硬くなることで起こりますが、腰周りの筋肉だけが原因ではなく、他の筋肉がしっかり働いていないことが関わっています。太ももの筋肉が硬いと腰に負担がかかってしまうことも。はがトレで腰以外の筋肉にも着目して皮膚と筋膜の癒着をはがして痛みを改善していきます。

腰周りの不調の原因

- 姿勢が悪いまま、生活している
- 太ももの裏側が硬く、腰に負担がかかっている
- 大胸筋や大腿四頭筋が硬い
- 骨盤の動きが硬く、腰の靭帯にストレスがかかっている

はがトレで解消

はがトレのポイント

- **骨盤の中心（仙骨）**をほぐす
- **太ももの裏側**をほぐす
- **大胸筋・大腿四頭筋**をほぐして姿勢を正す
- **腰の筋肉**と**腰の靭帯**を緩めて血行を改善

ここがポイント
腰周りの骨・筋肉

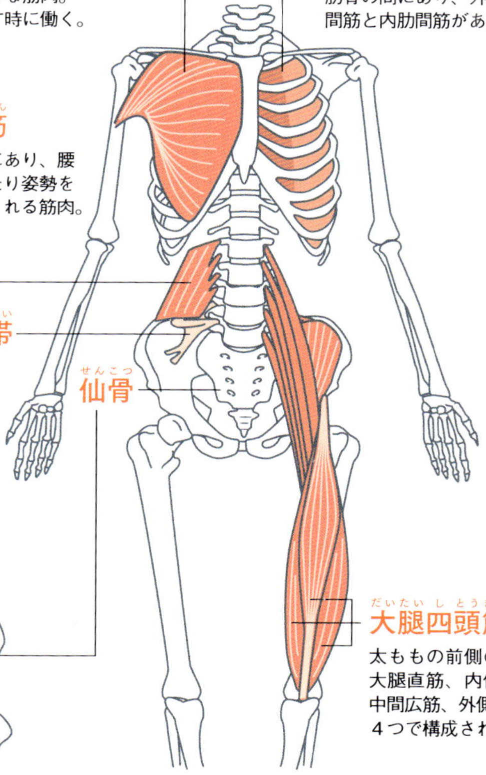
体・前
大胸筋《だいきょうきん》
胸の前の大きな筋肉。
腕を押し出す時に働く。
肋間筋《ろっかんきん》
肋骨の間にあり、外肋
腰方形筋《ようほうけいきん》
腰の奥深くにあり、腰
を横に倒したり姿勢を
安定させてくれる筋肉。
腸腰靭帯《ちょうようじんたい》
大腿《だいたい》四《し》頭筋《とうきん》
太ももの前側の筋肉。
大腿直筋、内側広筋、
中間広筋、外側広筋の
４つで構成されている。

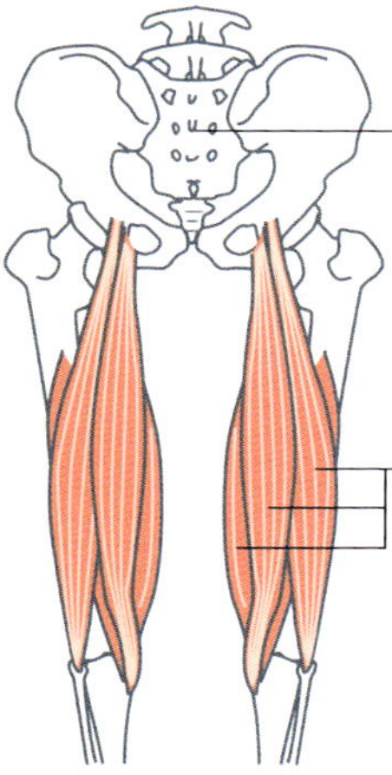
足・後ろ
ハムストリングス
太ももの裏側の筋肉。
大腿二頭筋（長頭・短
頭）、半腱様筋、半膜
様筋の４つで構成され
ている。腰痛改善のポ
イントとなる。

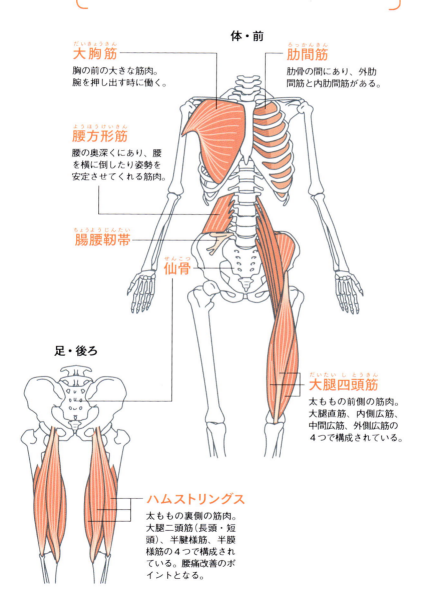

腰のはがトレ Quick

前屈がラクラク！

**腰の皮膚をはがせば
前屈もつらくない！**

腰周りの痛みをすぐに改善したい場合は腰の皮膚をはがすのがおすすめです。特に腰の皮膚は筋膜と癒着しやすいので、そこをはがすと前屈など腰の動きがスムーズになります。

1 腰の後ろの皮膚を持ち上げる

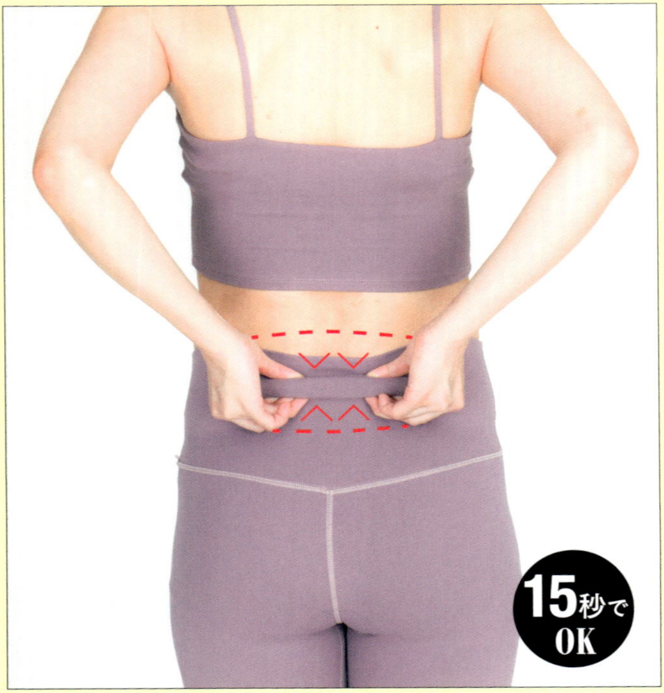

腰の後ろの皮膚をしっかり持ち上げます。痛い人は脂肪ごと大きく持ち上げてOKです。

2 皮膚を持ち上げたまま前屈する

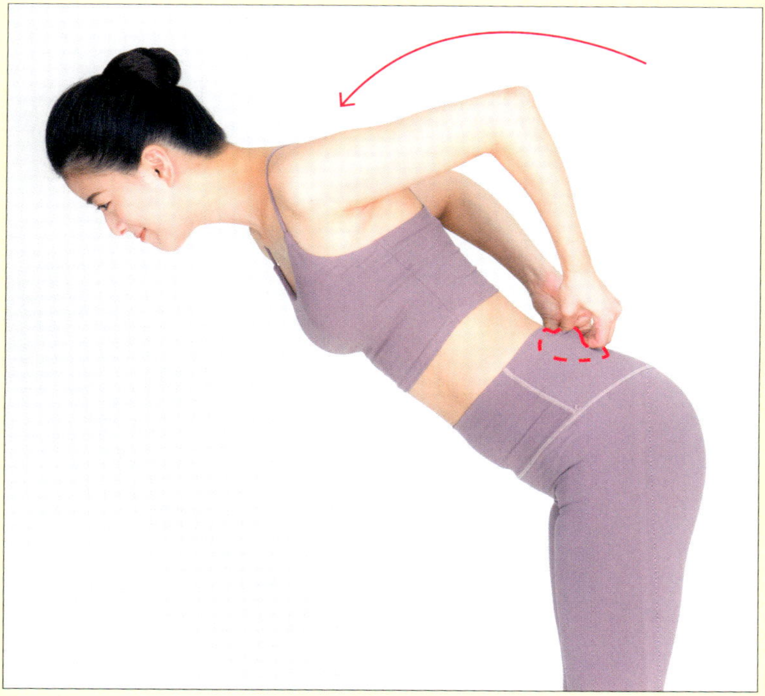

腰の皮膚を持ち上げたまま、体を前にゆっくり倒します。5～10回くらい繰り返しましょう。

これだけで！

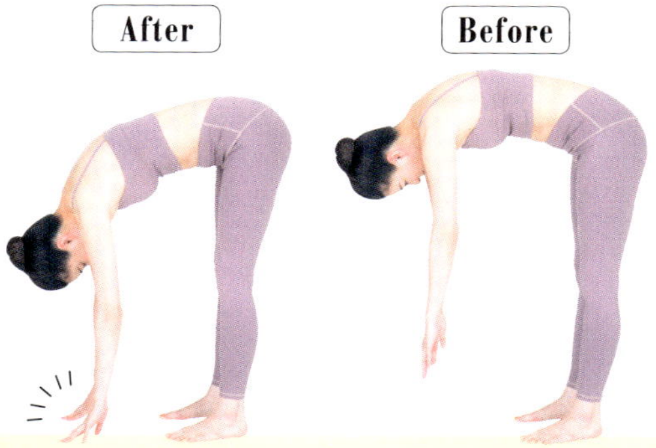

前屈がしやすくなった！

腰周りの皮膚と筋膜の癒着がはがれて、床に手がつかなかった人もこんなに柔らかくなります！　腰の動きもスムーズに！

ぎっくり腰

▼ガチガチに固まった仙骨を緩めるのがポイント

STEP 1 皮膚をはがす

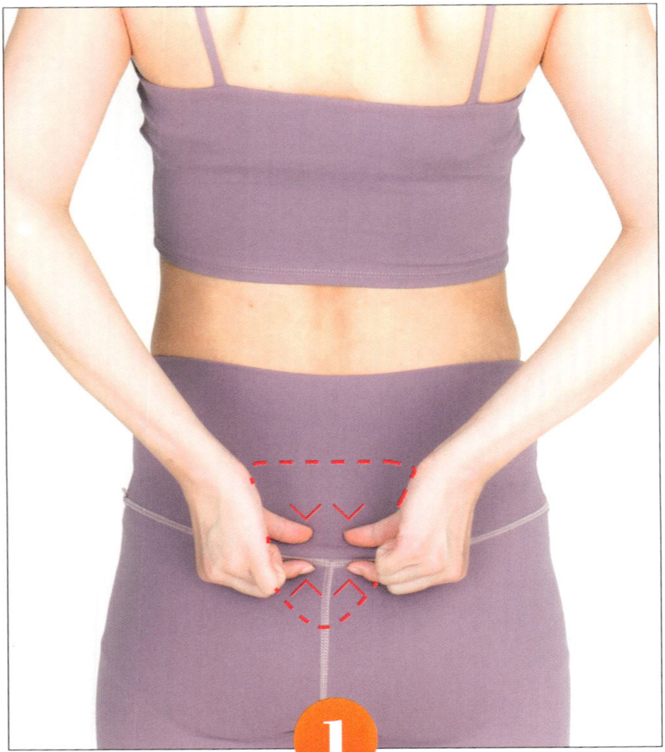

1

仙骨の上の皮膚をはがす

骨盤のふちを下にたどっていくと出っ張っている骨がありその内側が仙骨です。その上にある皮膚をはがすのがポイント。

はがしにくいなら
脂肪ごとつまんでもOK

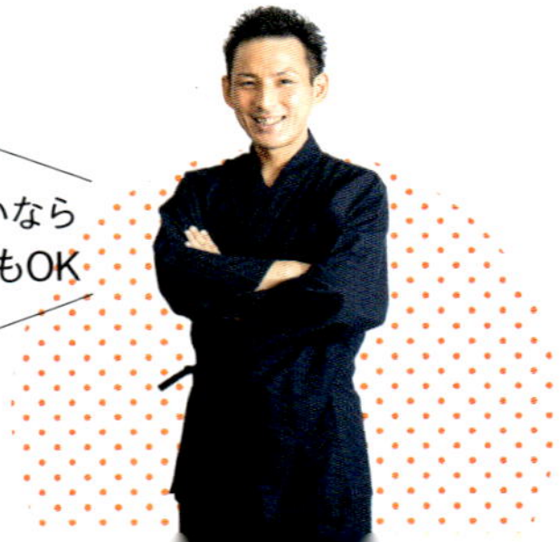

STEP 2 筋肉をほぐす

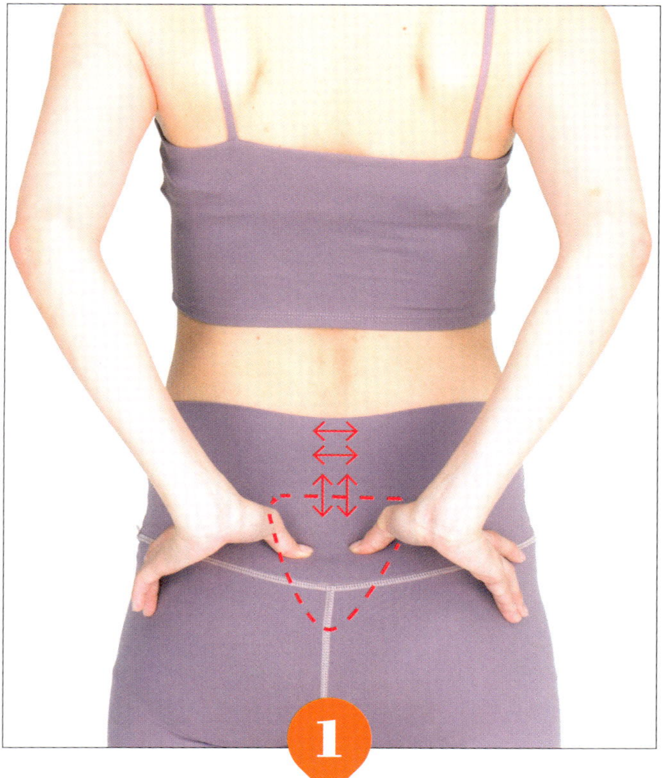

1 仙骨の上を横→縦にほぐす

仙骨に手を置き、後ろに沿っていくと筋肉が硬くなるところがあるので、その周辺を横方向、縦方向の順にほぐしていきます。

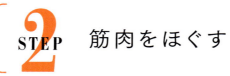

反り腰

▼大胸筋と大腿四頭筋を緩めるのがポイント

STEP 1 皮膚をはがす

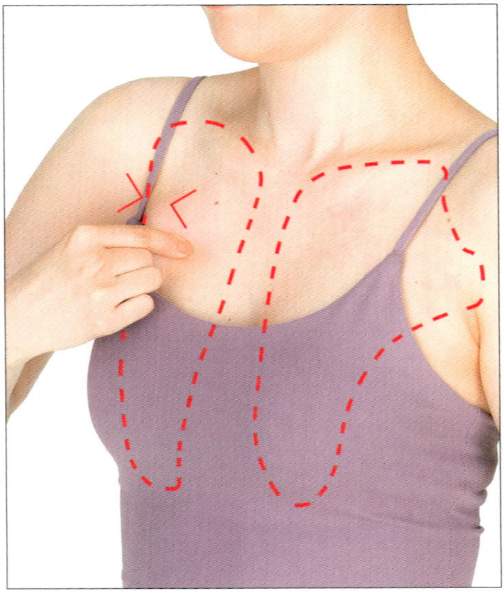

1 大胸筋の皮膚をはがす

胸の前にある筋肉が大胸筋です。大胸筋が硬いと猫背や巻き肩の原因になるので、しっかり持ち上げましょう。

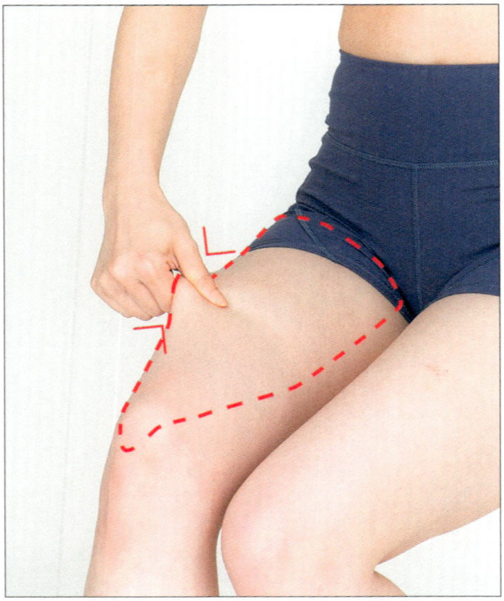

2 太ももの前の皮膚をはがす

太ももの前側の筋肉の大腿四頭筋の中でも真ん中にある大腿直筋を中心に皮膚を持ち上げていきます。左右どちらもはがしましょう。

胸の前面と太もも前面にある
２つの筋肉を緩めて猫背改善！

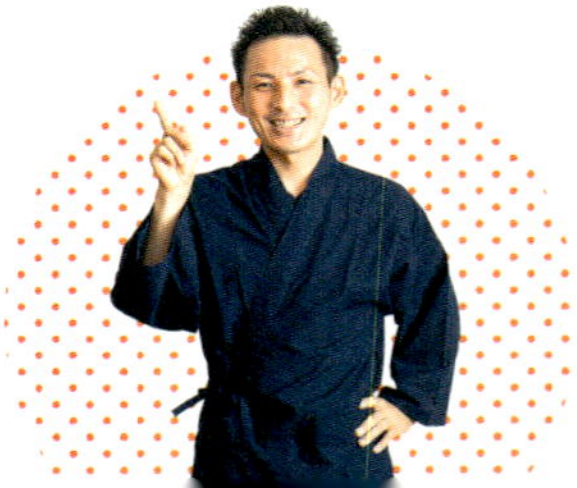

STEP 2 筋肉をほぐす

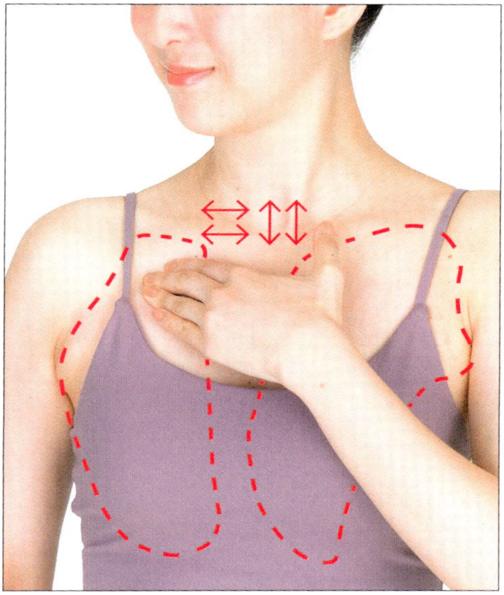

1 大胸筋全体を横→縦にほぐす

大胸筋を緩めます。姿勢が悪く、あまり筋肉を使っていない人は痛いので横方向、縦方向の順にしっかりほぐして。女性はバストトップを避けてOKです。

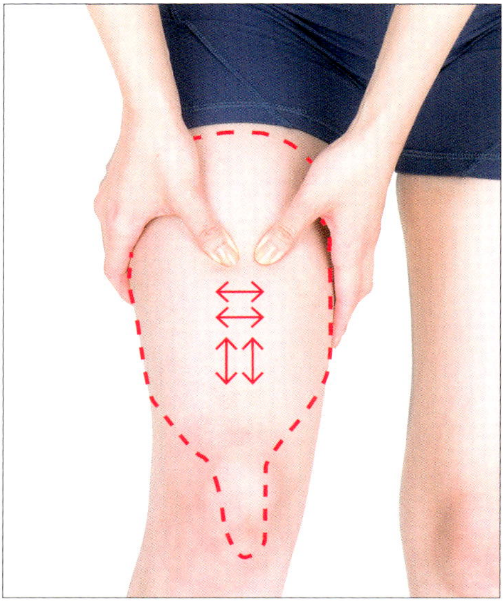

2 大腿四頭筋を横→縦にほぐす

足を伸ばした状態で、太もも全体を横方向、縦方向の順にほぐしていきます。特に太ももの中央、大腿直筋は念入りに。左右どちらもほぐしましょう。

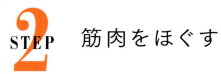

腰痛（軽度）

▼太ももの裏側をはがす

STEP 1 皮膚をはがす

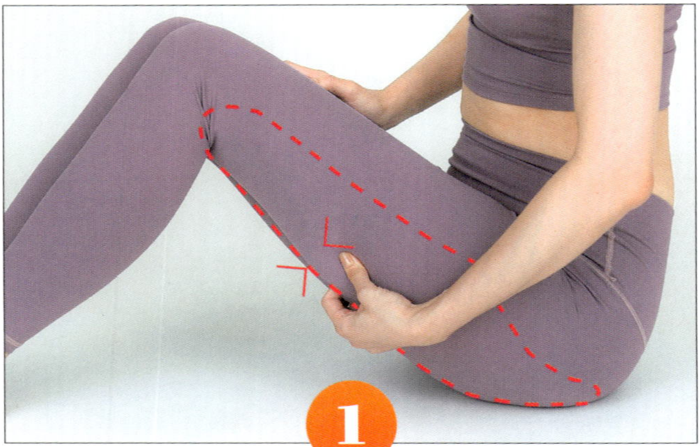

1

太ももの裏側の全体の皮膚をはがす

姿勢が悪い人は太ももの裏側のハムストリングスが使えず、腰痛になるケースが多いので、皮膚からしっかり持ち上げます。

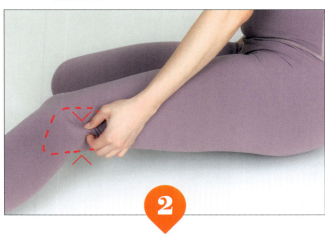

2

膝裏の皮膚をはがす

デスクワークの影響などで膝裏の皮膚が固まっている人が多いので、しっかり持ち上げましょう。

＼はがすのは
太ももの裏側
ほぐすのは
ハムストリングスの間／

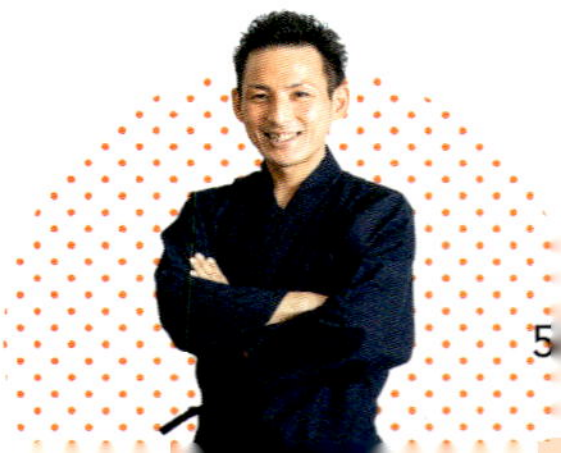

STEP 2 筋肉をほぐす

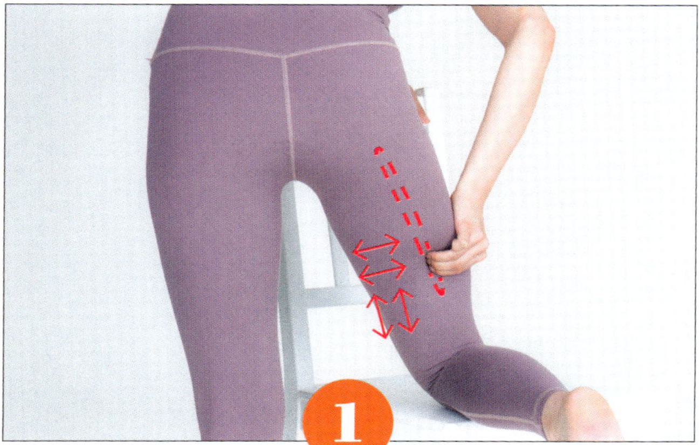

1

ハムストリングスの間の溝を横→縦にほぐす

ハムストリングスの中央のくぼんだところを割くように
真っすぐほぐしていきます。

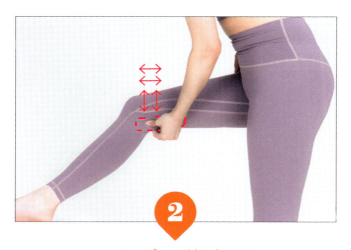

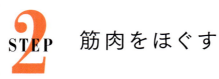

2

ハムストリングスの付け根をほぐす

膝裏の両端の硬い場所を横方向、縦方向の順にほぐして
いきます。

腰痛（重度）

▼肋間筋を緩めるのがポイント

STEP 1 皮膚をはがす

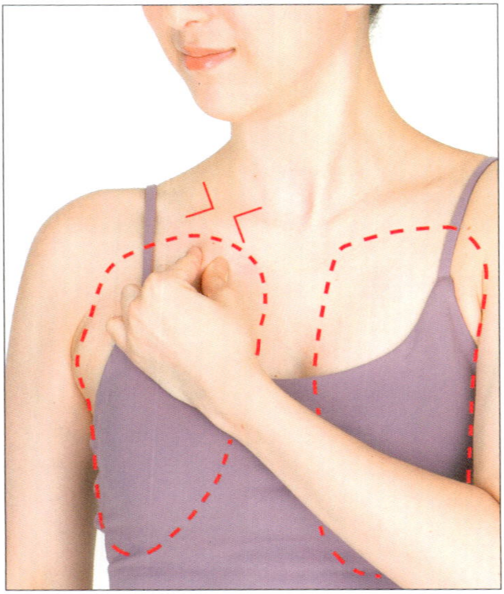

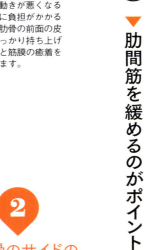

1 肋骨の前面の皮膚をはがす

肋骨の動きが悪くなると、腰に負担がかかるので、肋骨の前面の皮膚をしっかり持ち上げて皮膚と筋膜の癒着をはがします。

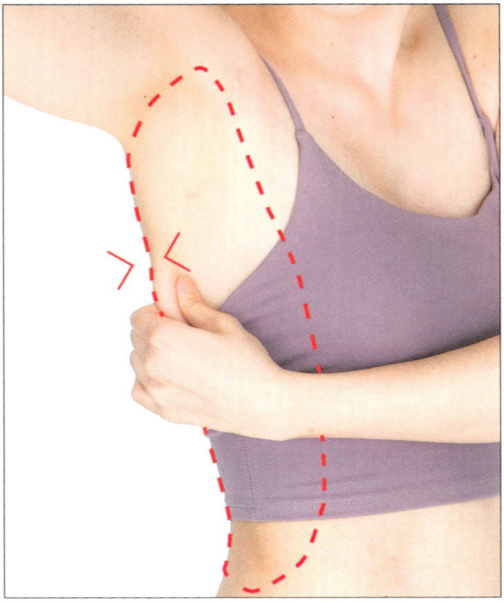

2 肋骨のサイドの皮膚をはがす

肋骨のサイドも硬くなっているので上から下までしっかりと皮膚をはがしていきます。左右両方やりましょう。

はがすのは肋骨の前面とサイド
ほぐすのは肋間筋

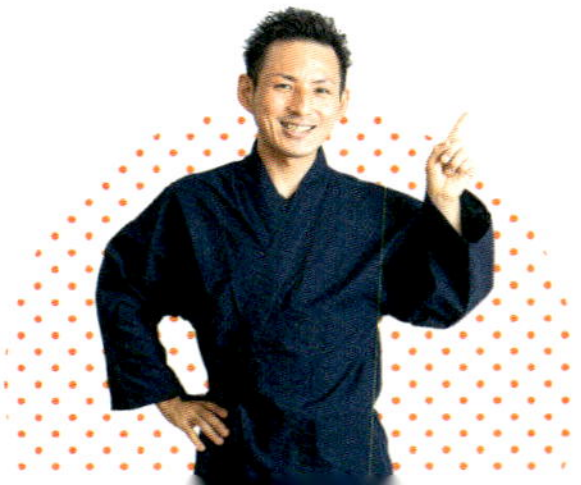

STEP 2 筋肉をほぐす

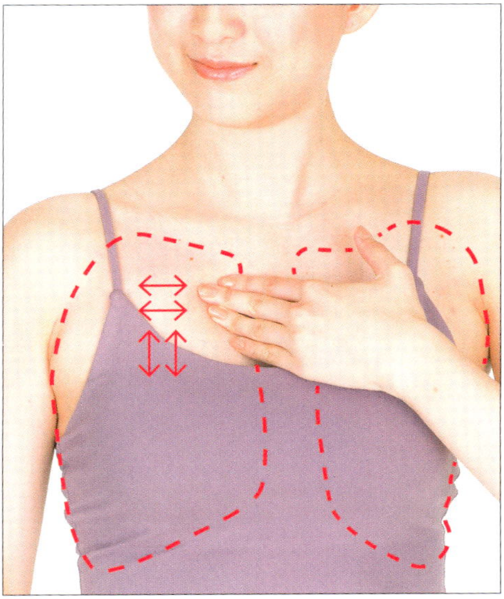

1

肋間筋を横→縦にほぐす

肋骨と肋骨の間の凹んだところに指を入れて、上から下まで横方向、縦方向の順にほぐしていきます。

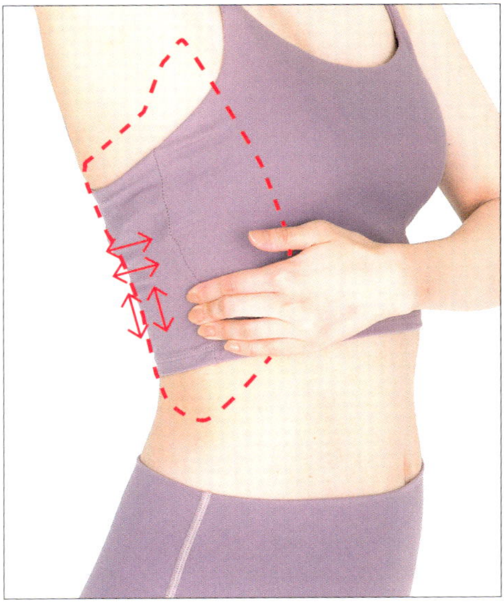

2

肋間筋のサイドを横→縦にほぐす

肋骨のサイドの肋間筋も同様に横方向、縦方向の順にほぐしていきます。肋間筋が緩むと体がねじりやすくなります。

お尻の痛み

▼腰方形筋をほぐす

STEP 1 皮膚をはがす

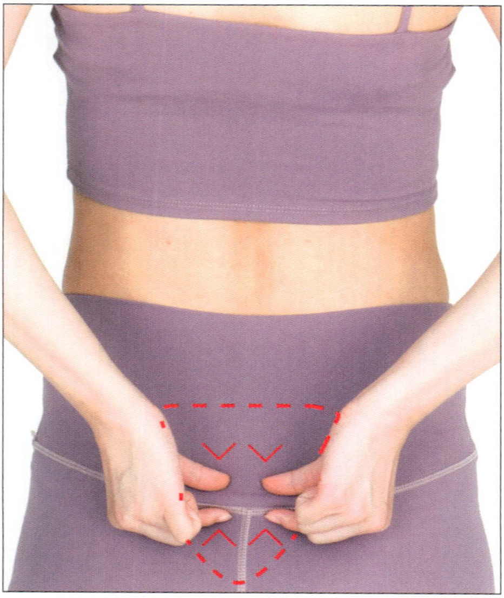

1 仙骨の皮膚をはがす

仙骨の上の皮膚をはがしていきます。脂肪がつきやすい場所なので痛い人は脂肪ごとつまんでもOK。

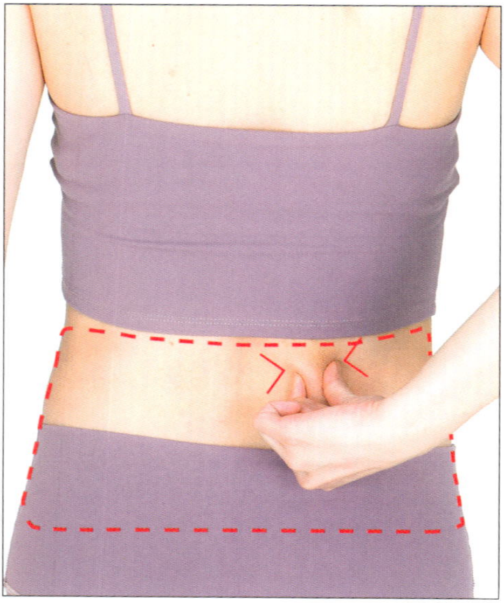

2 腰周辺の皮膚をはがす

腰の周辺も全体的にしっかり皮膚をはがしていきます。痛い人は念入りにやりましょう。

はがすのは仙骨の上
ほぐすのは腰方形筋

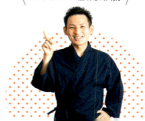

STEP 2 筋肉をほぐす

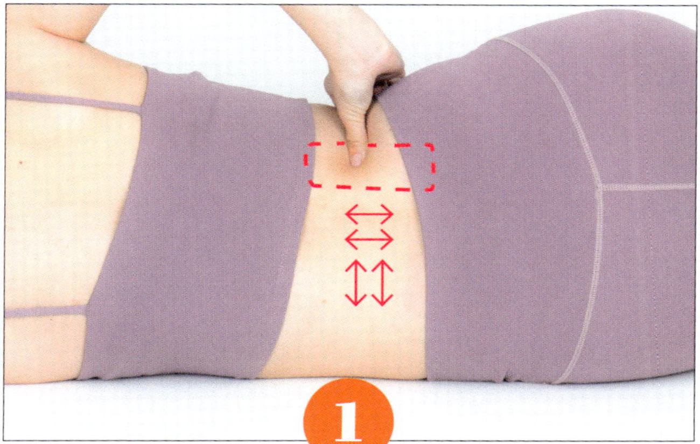

1

腰方形筋を横→縦にほぐす

腰のサイドから手を奥に入れていった時に硬くなっているところが腰方形筋。ゆっくりほぐすのがポイント。左右どちらも行いましょう。

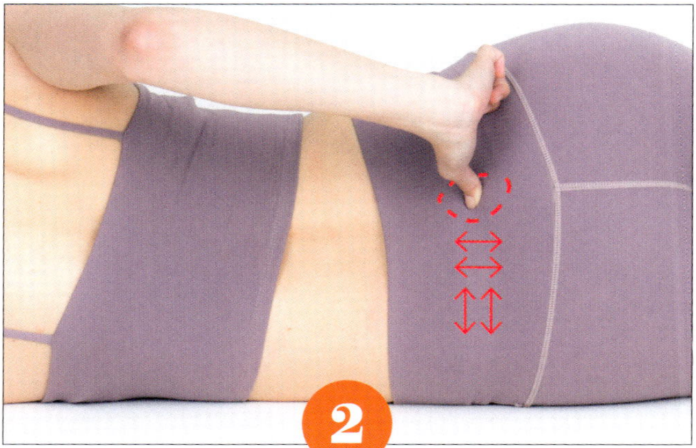

2

腸腰靭帯を縦→縦にほぐす

骨盤のきわについているのが腸腰靭帯。その場所をゆっくり横方向、縦方向の順にほぐしていきます。

足のはがトレ

▼股関節のつまり、膝痛、膝裏痛

なぜ足周りにコリや痛みが出るの？

関節周辺の癒着をはがして可動域を広げる

股関節、膝には複数の筋肉が付着しています。痛みや不調は血管や筋肉が硬くなって、柔軟性がなくなり、関節が動かしにくくなるのが一つの原因です。さらに、皮膚と筋膜が癒着してしまい、血行やリンパの流れが悪くなるのも関節痛を引き起こす原因になります。関節周りの皮膚をはがすことで、筋肉が動かしやすくなり、痛みを軽減するのはもちろん、代謝もよくなります。

足周りの不調の原因

- 股関節の前面の皮膚が固まり、動きが悪くなる
- 股関節の付け根の筋肉がうまく動かない
- 膝を曲げる筋肉がうまく動かない
- 猫背や巻き肩などで膝に常に負担がかかる

↓

はがトレで解消

↓

はがトレのポイント

- **股関節の前面**の皮膚をはがす
- **お皿の周辺**の皮膚をはがす
- **股関節**の付け根の筋肉をほぐす
- **膝の真裏**の筋肉をほぐす

ここがポイント
足周りの骨・筋肉

右足

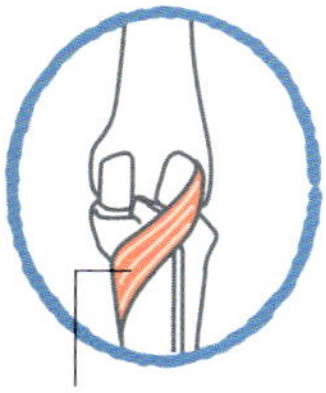

膝窩筋《しつかきん》

膝関節を包んでいる関節包に付着する筋肉。膝を曲げやすいようにサポートしてくれる。

右足

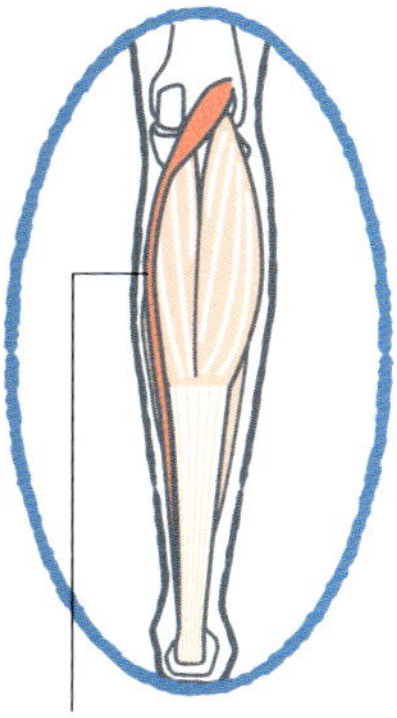

足底筋《そくていきん》

膝の真裏からかかとの骨にある細長い筋肉。膝窩筋同様、膝を曲げるのをサポート。

体・前

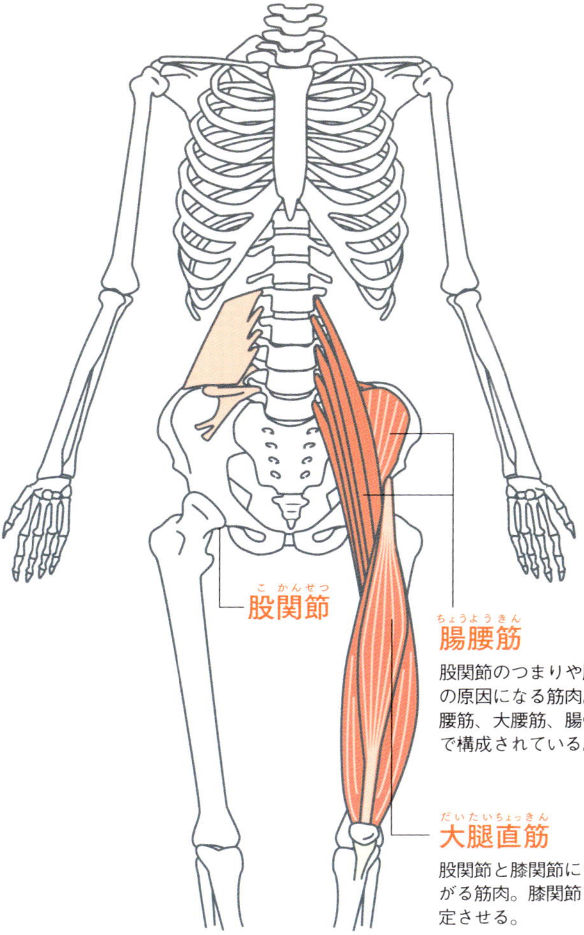

股関節《こかんせつ》

腸腰筋《ちょうようきん》

股関節のつまりや腰痛の原因になる筋肉。小腰筋、大腰筋、腸骨筋で構成されている。

大腿直筋《だいたいちょっきん》

股関節と膝関節にまたがる筋肉。膝関節を安定させる。

股関節のはがトレ Quick

もも上げもラクラク！

股関節の皮膚周辺の癒着を取って動きを滑らかに

デスクワークやスマホなど長時間同じ姿勢でいることで、股関節の前面の皮膚や筋膜が縮んで固まります。皮膚を持ち上げると癒着がはがれ、足を動かしやすくなり、痛みが取れて姿勢もよくなります。

1 股関節の前面の皮膚を持ち上げる

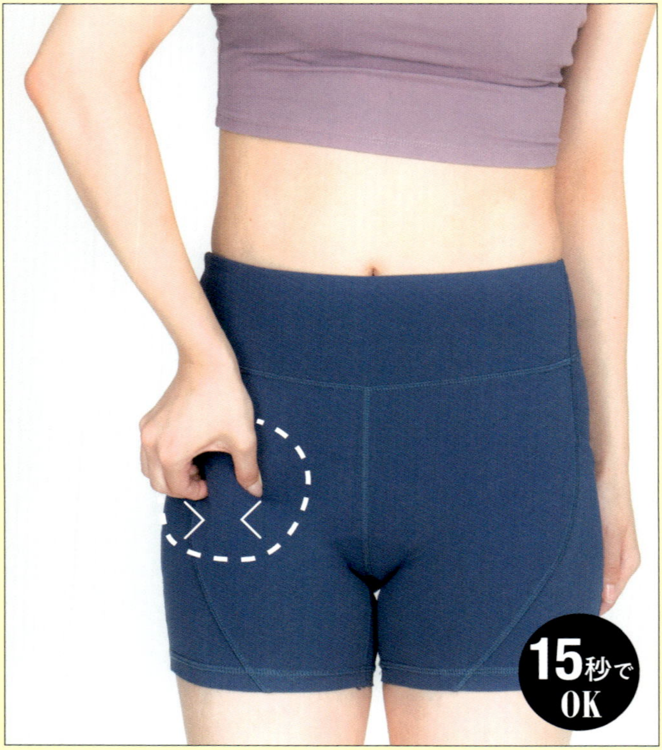

股関節の前の皮膚を持ち上げます。痛い人は周辺の皮膚を大きく持ち上げてOK！

2 股関節を回す

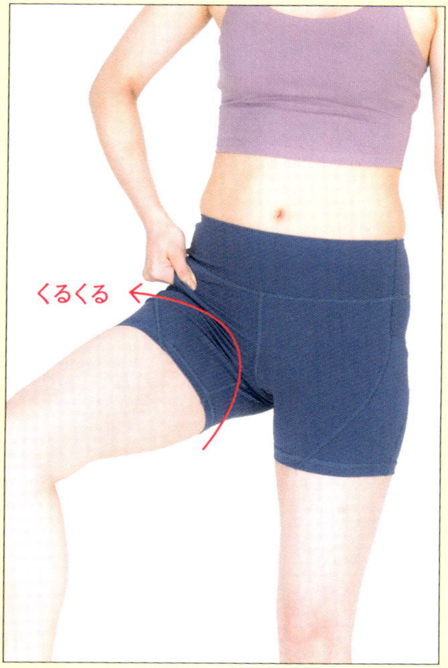

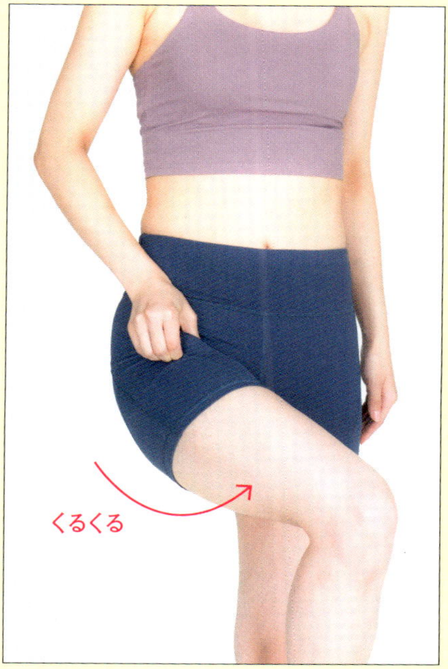

股関節の前面の皮膚を持ったまま、股関節を回しましょう。15回くらいを目安に左右両方やりましょう。

これだけで！

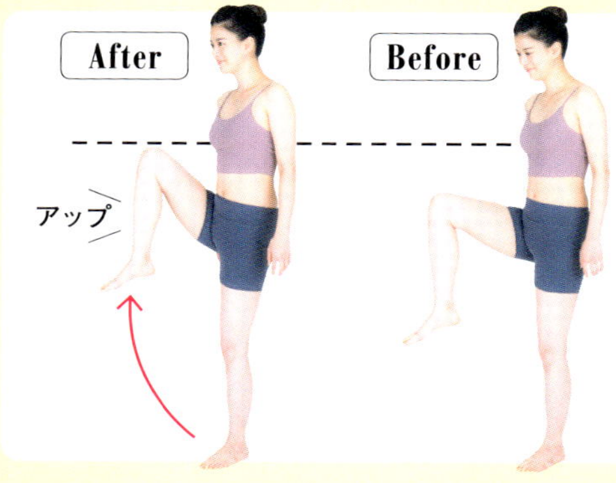

股関節が動かしやすくなった！

股関節の前面の皮膚を持ち上げることで癒着していた筋膜がはがれて、股関節がスムーズに動くようになります。

股関節のつまり

▼股関節の前面の皮膚をはがす

STEP 1 皮膚をはがす

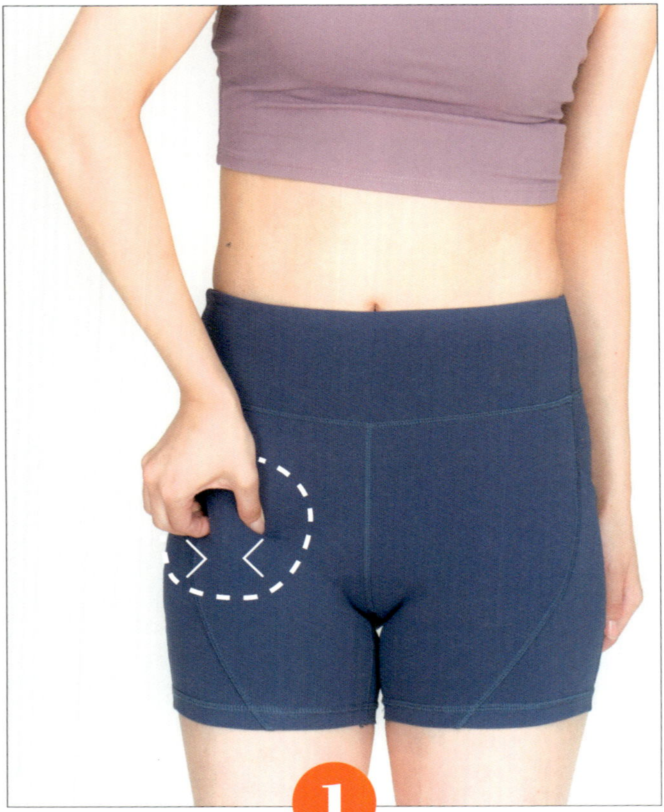

1

股関節前面の皮膚をはがす

伸びにくくなっている股関節の前面の皮膚を持ち上げて、
癒着をはがしていきます。

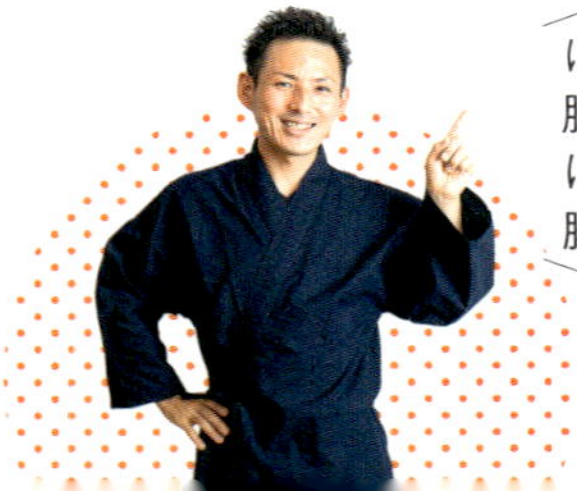

はがすのは
股関節前面
ほぐすのは
腸腰筋

STEP 2 筋肉をほぐす

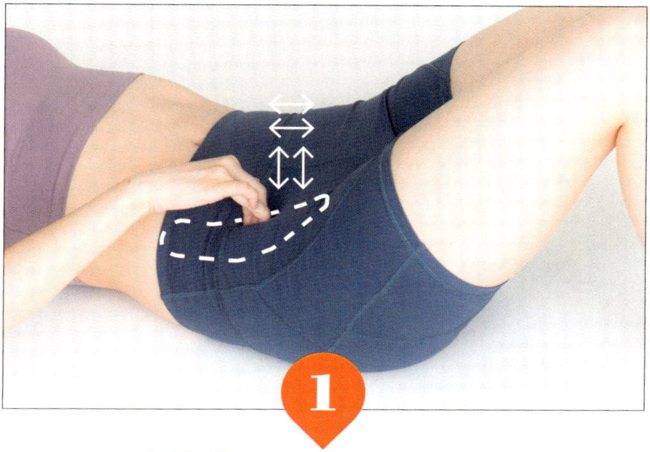

腸骨筋《ちょうこつきん》を横→縦にほぐす

骨盤の内側から股関節についているのが腸骨筋。骨盤の前の出っ張りのふちに指を３本縦に並べ、骨盤の中に指を入れ、その内側を触るようにほぐしていきます。

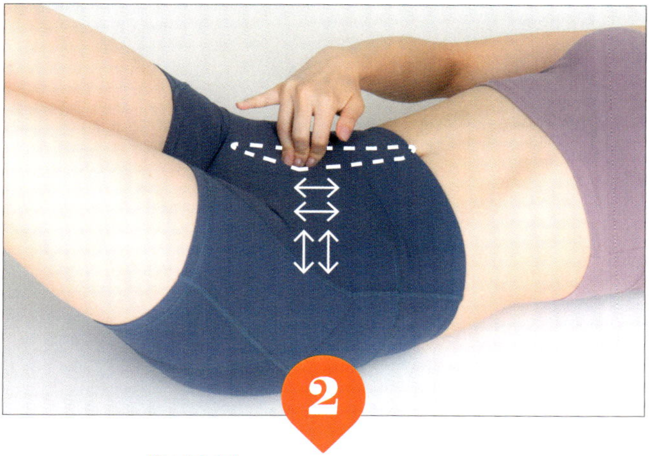

大腰筋《だいようきん》を横→縦にほぐす

腰椎から股関節についているのが大腰筋。骨盤の出っ張りの骨を探して、そこから指１本分内側の場所に指を置き、その奥をほぐしていきます。

膝のはがトレ Quick

膝が曲げやすくなる

1 膝の前側の皮膚を持ち上げる

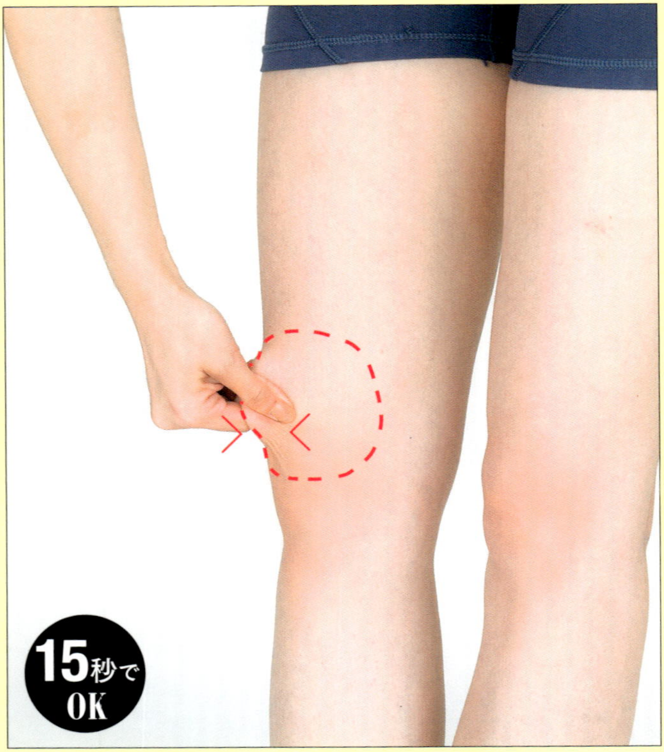

膝の前側の皮膚をはがしていきます。膝を伸ばした状態でやるとやりやすいです。

くっつきやすい膝の皮膚と筋膜の癒着をはがす

膝痛をすぐに解消したい場合は、膝の前側の皮膚をはがすのがおすすめ！ 膝の前の皮膚と筋膜の癒着をはがすことで、膝の周りが柔らくなり、膝の曲げ伸ばしがしやすくなります。痛い人は軽くつまむだけでもＯＫです！

2 皮膚を持ったまま膝を曲げる

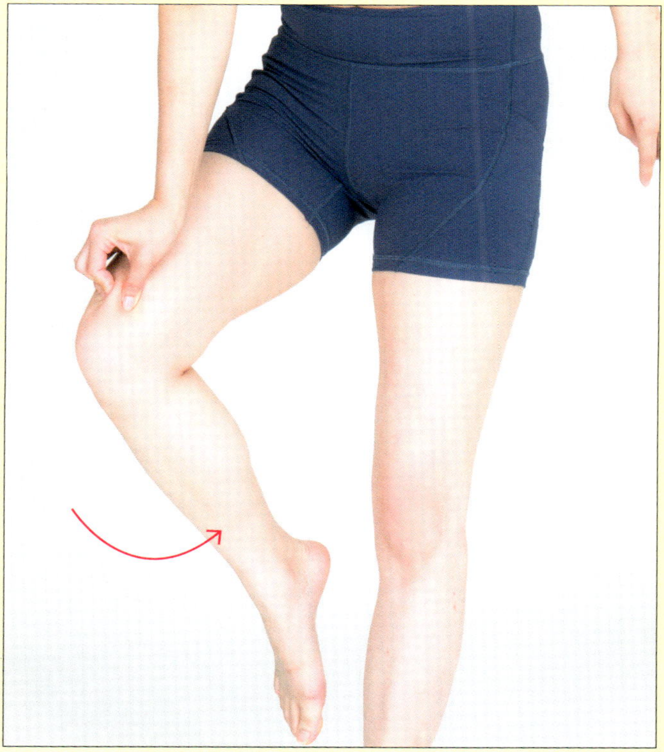

そのまま、膝を15回くらい曲げます。バランスを崩しやすい人は椅子を使ってもOK。転倒に気をつけて、左右両方やりましょう。

これだけで！

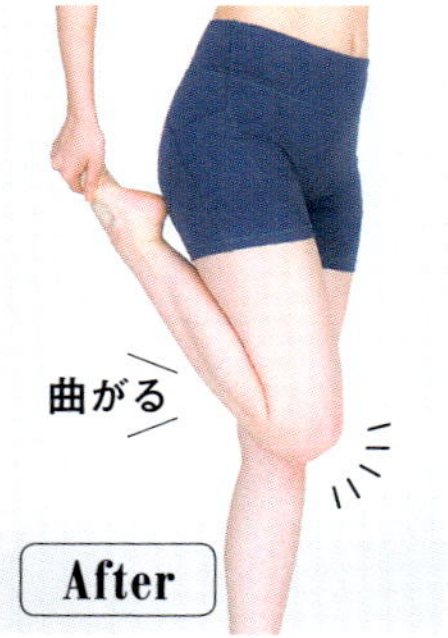

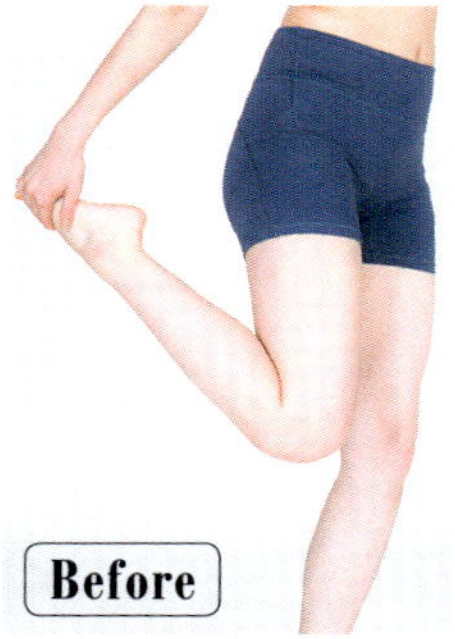

膝がよく曲がる！

膝を曲げてみてください。皮膚の癒着が取れて膝が柔らかくなり、曲げやすくなっていることを実感できますよ！

膝のつまり

▼お皿の皮膚はがしがポイント

STEP 1 皮膚をはがす

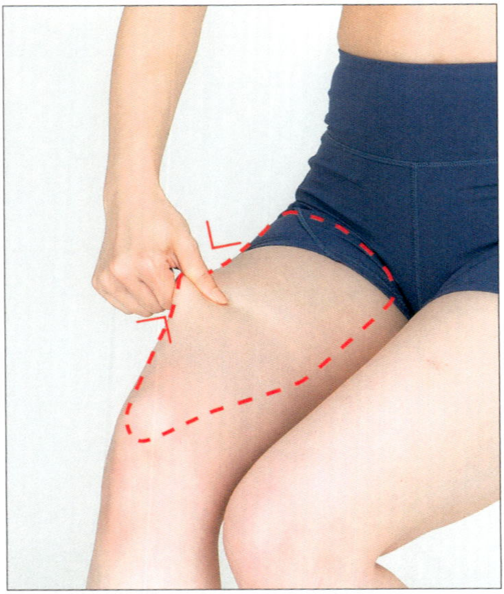

1 太ももの前面の皮膚をはがす

特に癒着しやすい太もも前面の中央部の皮膚をしっかりはがします。

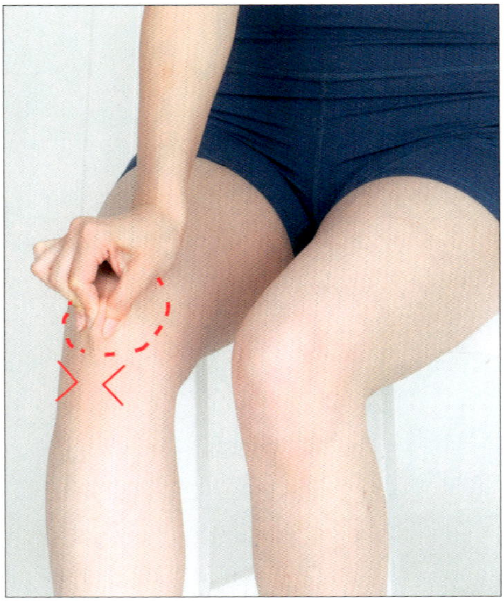

2 お皿の上の皮膚をはがす

お皿の皮膚と筋膜は癒着しやすいポイントです。皮膚をしっかり持ち上げていき癒着をはがします。

はがすのは太ももとお皿
ほぐすのは大腿直筋

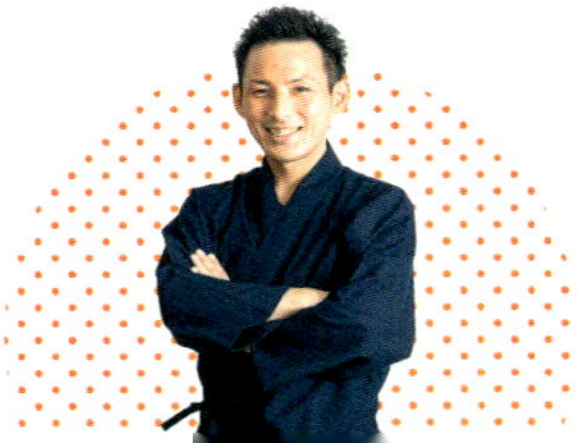

STEP 2 筋肉をほぐす

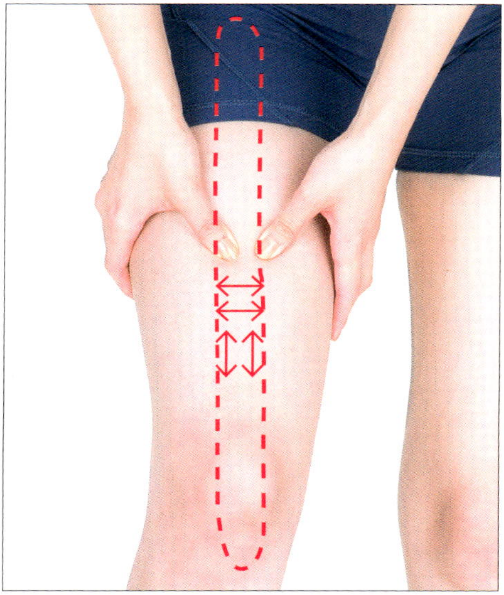

1 大腿直筋を横→縦にほぐす

太ももの筋肉の中央にある大腿直筋を横方向、縦方向の順にほぐしていきます。

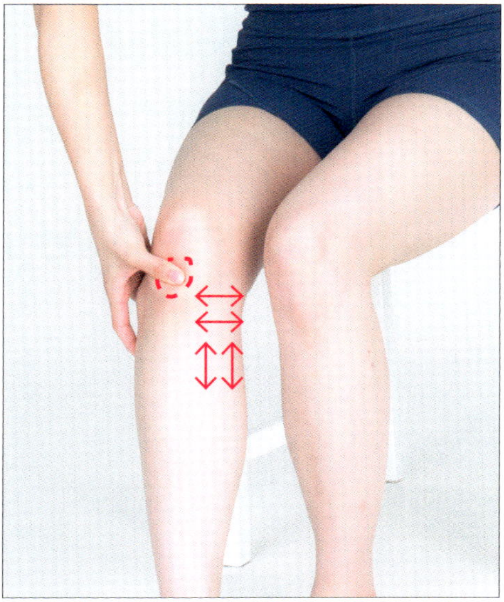

2 お皿の下を横→縦にほぐす

お皿の下の大腿直筋の腱も固まっている場合が多いです。この場所もしっかりほぐしましょう。

膝裏痛

▼膝裏の筋肉をほぐす

STEP 1 皮膚をはがす

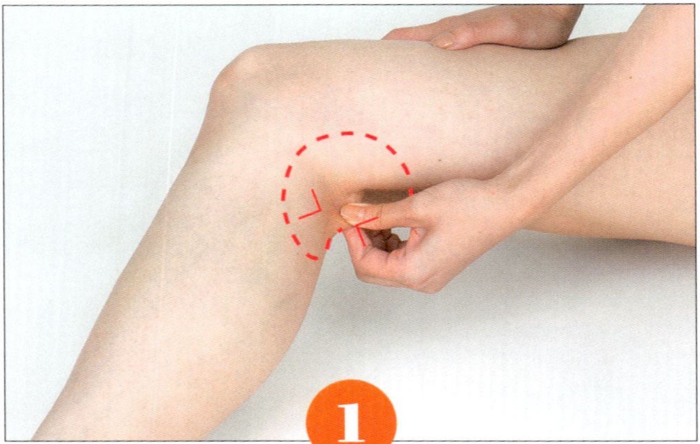

1

膝の裏側の皮膚をはがす

膝裏は皮膚や筋膜が癒着しやすいのでしっかりほぐしましょう。

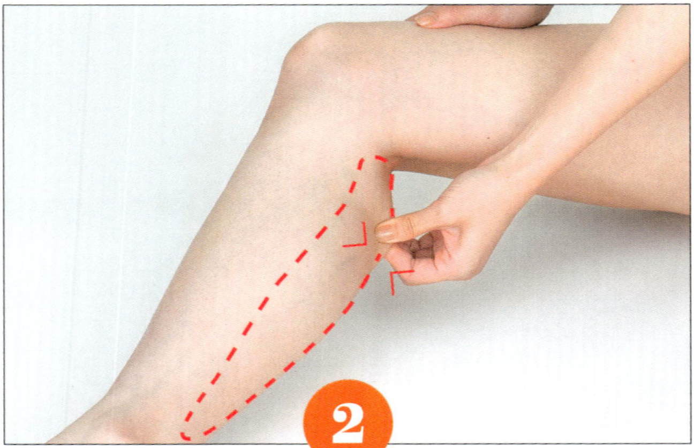

2

ふくらはぎ全体の皮膚をはがす

ふくらはぎ全体の皮膚をはがします。痛い人は無理のない範囲でやりましょう。

はがすのは膝裏の皮膚
ほぐすのは
膝窩筋と足底筋

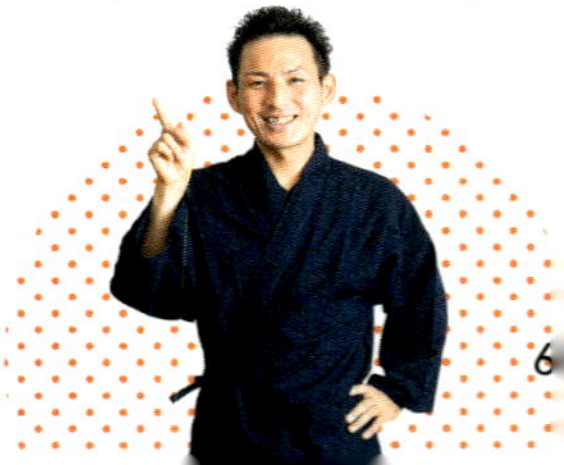

STEP 2 筋肉をほぐす

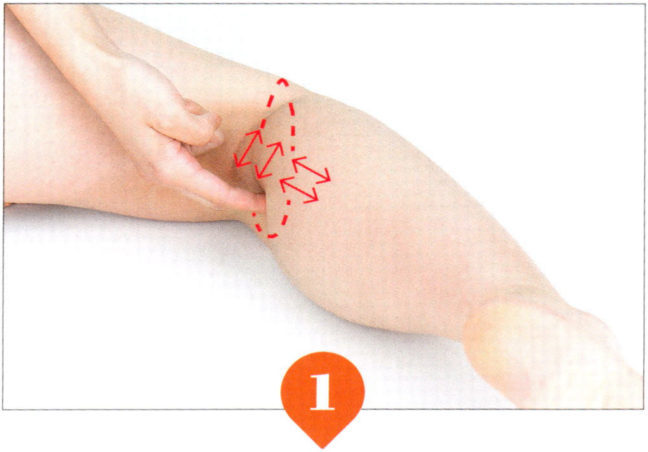

膝窩筋を横→縦にほぐす

膝の真裏から指1～2本分、かかとの方に下がった場所にある、硬くてガチガチなところが膝窩筋。そこを横方向、縦方向の順にほぐします。

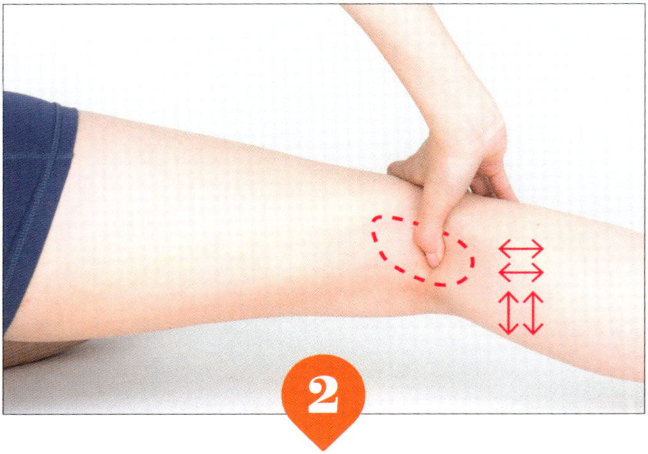

足底筋を横→縦にほぐす

膝の真裏の真ん中にある硬くてガチガチな筋肉が足底筋。そこを横方向、縦方向の順にほぐしていきます。

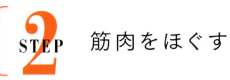

COLUMN 3

たまった疲れを解消
自律神経ストレッチ①

疲れやすい、体がだるい、胃痛がつらいなどは主に自律神経の乱れによるものです。背骨には自律神経の集まった場所があり、その流れが滞るとさまざまな不調を引き起こします。背骨の柔軟性を高めて、自律神経を整えましょう。

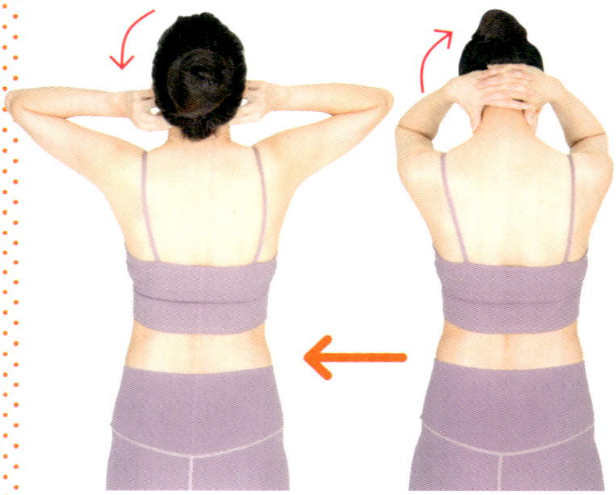

1 後頭下筋ストレッチ

上下15秒

頭の後ろに手を組み、ぐっと下に向けて首を曲げます。次に首の付け根に指をあてて上を向いてキープ。それぞれ15秒ずつ行います。

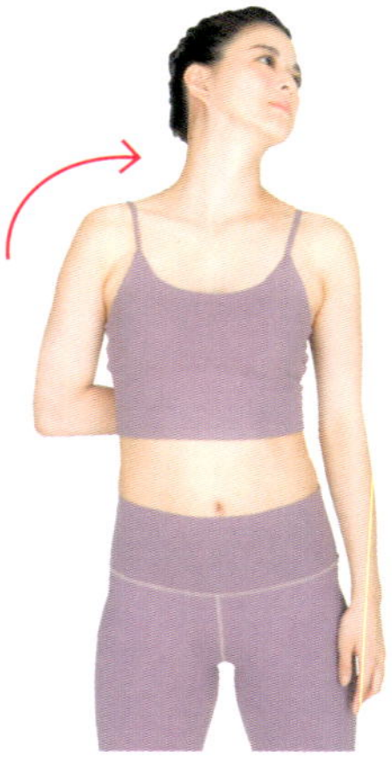

2 胸鎖乳突筋ストレッチ

左右15秒

右の筋肉を伸ばすなら、首を上に向けて、左に首を倒してさらに左を向きます。胸鎖乳突筋が伸びているか確認を。左右両方やりましょう。

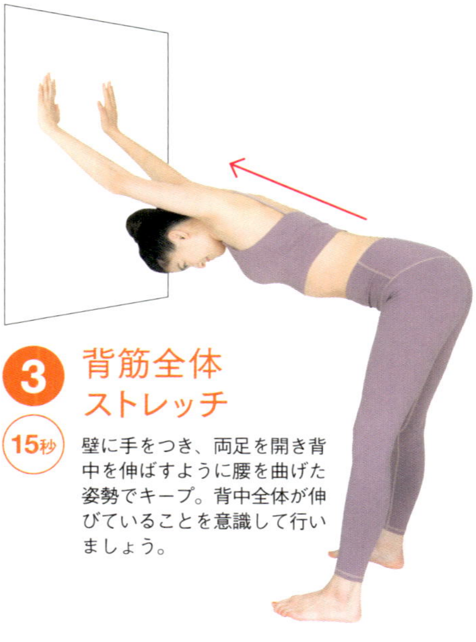

3 背筋全体ストレッチ

15秒

壁に手をつき、両足を開き背中を伸ばすように腰を曲げた姿勢でキープ。背中全体が伸びていることを意識して行いましょう。

4章

全身かるラク！
たるみ・むくみ解消編

シックスパックやモデル並みの美脚にならずとも
加齢や重力による脂肪とたるみを何とかしたい…！
そんなお悩みにも、はがトレが効きます。
はがす→ほぐすに＋1で効果絶大！

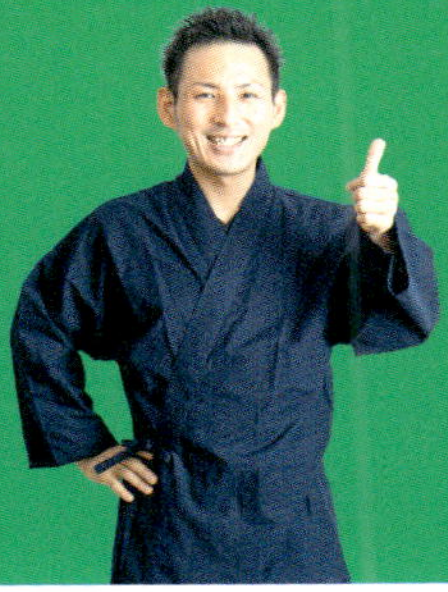

たるみやむくみにも はがトレは効く

▼お腹・お尻・二の腕・足

どうしてたるんでしまうの？

たるんでいる部分の筋肉の衰えが一番の原因ですが、その原因を作っているのが皮膚と筋膜の癒着。筋肉が硬くなり血行やリンパの流れが悪くなり老廃物が溜まって脂肪がつきやすくなるので、お腹や二の腕がたるむのです。

たるみの原因

- 皮膚と筋膜が癒着
- 血行が悪い
- リンパの流れが悪く、老廃物が溜まりやすい
- 運動不足により、筋肉量が減る

はがトレで解消

こうやって解決

まずは皮膚と筋膜の癒着をはがして、筋肉を動かしやすくし血行やリンパの流れを改善。その後、筋トレで筋肉を刺激して脂肪を燃えやすくします。

はがトレのポイント

- **皮膚と筋膜**の癒着を取る
- **筋肉を緩めて**血行を改善
- **筋トレ**することで脂肪を燃焼

はがトレに筋トレを
加えて脂肪を
燃やしましょう！

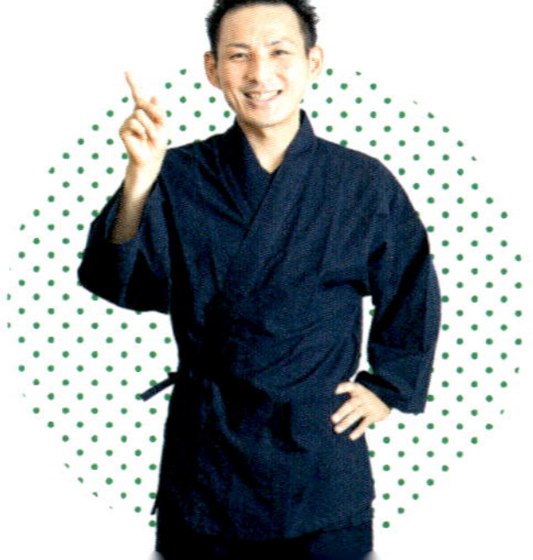

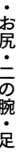

たるみやむくみ解消 はがトレは3STEP!

はがトレの基本

STEP 1 皮膚をはがす

たるんでいるところの皮膚はかなり筋膜と癒着している可能性が高いです。しっかり皮膚を持ち上げましょう。痛い人は脂肪ごと持ち上げてもOK。特に体の内側がポイントです。

STEP 2 筋肉をほぐす

固まっている筋肉をほぐすことで、血行やリンパの流れがよくなります。これによって筋トレの効果が上がるので、しっかりほぐしましょう。

STEP 3 筋トレをする

たるみやむくみは皮膚をはがす、筋肉をほぐすだけでは引き締まりません。筋トレをプラスして、筋肉量を増やすことで溜まった脂肪を燃焼しやすくなります。

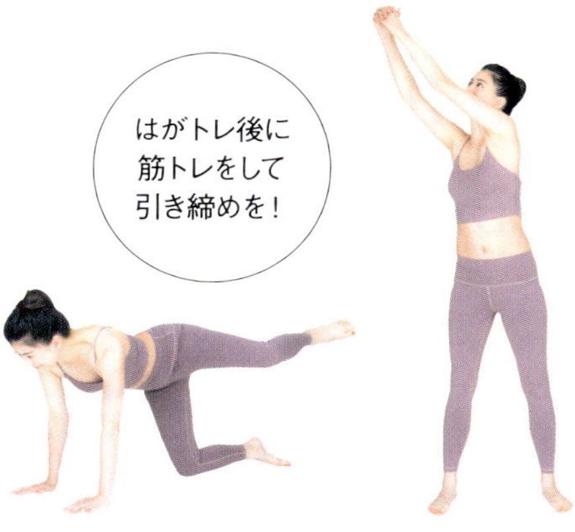

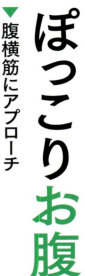

ぽっこりお腹

▼腹横筋にアプローチ

STEP 1 皮膚をはがす

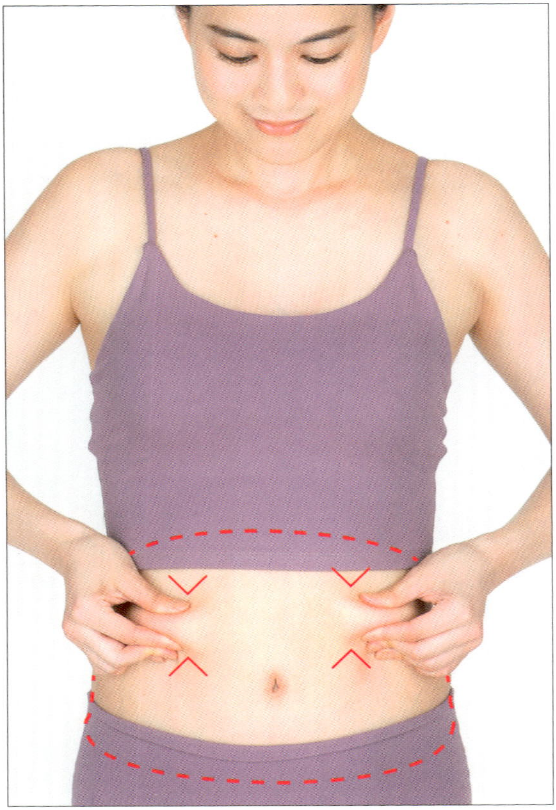

お腹の前面の皮膚をはがす

みぞおちの辺りからおへその下くらいまでの皮膚をしっかり持ち上げていきます。初めてやる人は痛いので軽めでもOK。

この筋肉に効く!

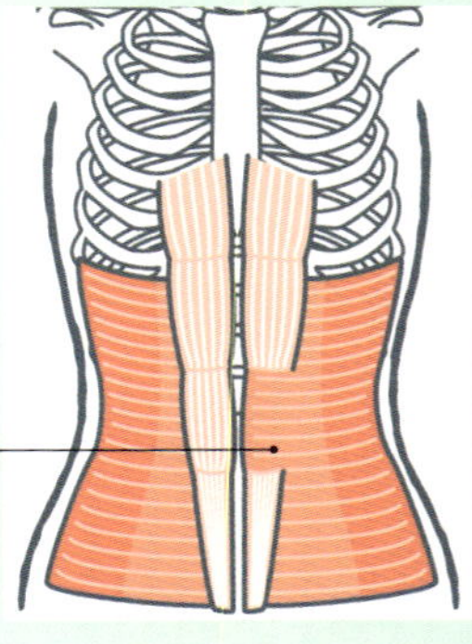

腹横筋《ふくおうきん》

お腹の一番奥にある筋肉。お腹全体を引き締めるベルトのような働きをする。

STEP 2　筋肉をほぐす

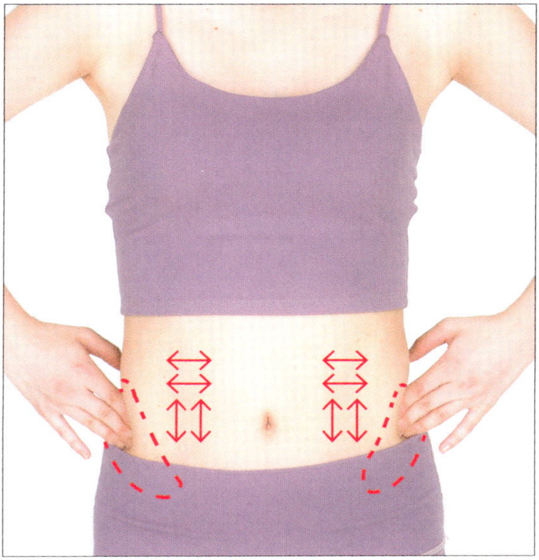

1　腹横筋を横→縦にほぐす

骨盤のきわに指を３本かけ、脂肪をつぶすように横方向、縦方向の順にほぐしていきます。

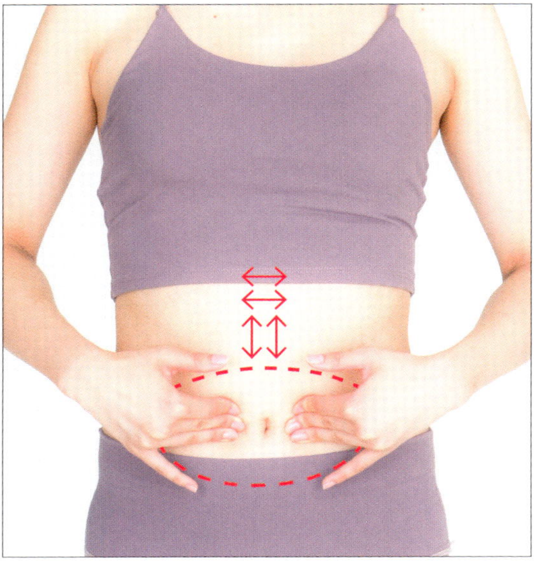

2　おへそ周りを横→縦にほぐす

おへその周りの脂肪をつぶすように横方向、縦方向の順にほぐしていきます。

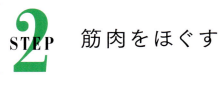

STEP 3 筋トレをする

筋トレA：プランク 3回

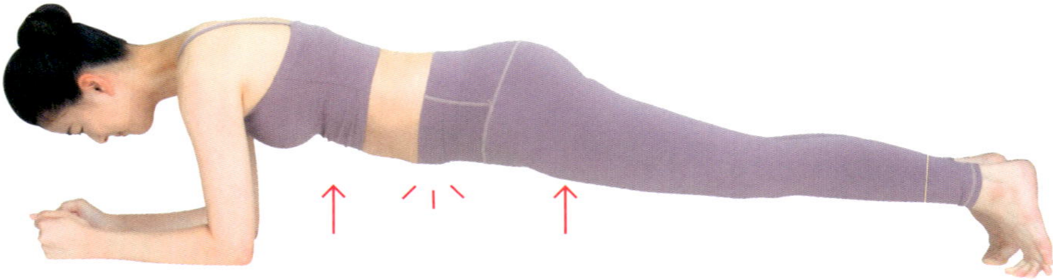

1 プランクの状態で15秒キープ

うつ伏せの状態になり、肘とつま先を床について体を浮かせて15秒キープ。腰が下がらないようにお腹に力を入れましょう。初めはできる範囲でOK！　腹筋が鍛えられます。

腹横筋を使う意識を
身につけよう！

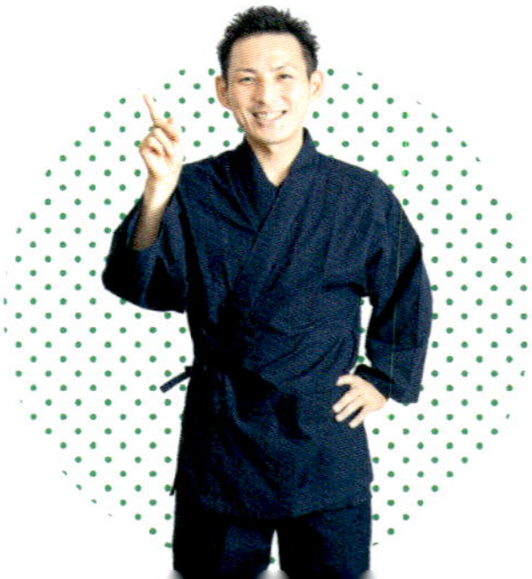

筋トレB：お腹を凹ます 3回

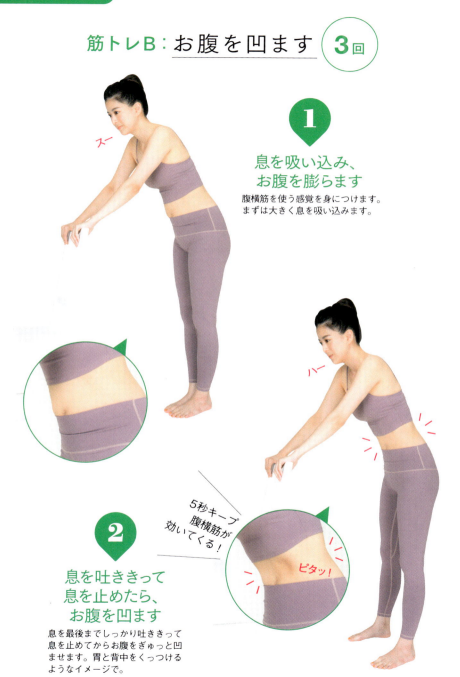

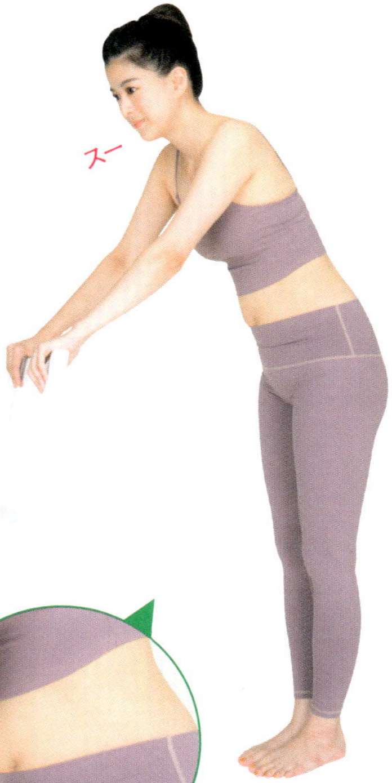

1

息を吸い込み、お腹を膨らます

腹横筋を使う感覚を身につけます。
まずは大きく息を吸い込みます。

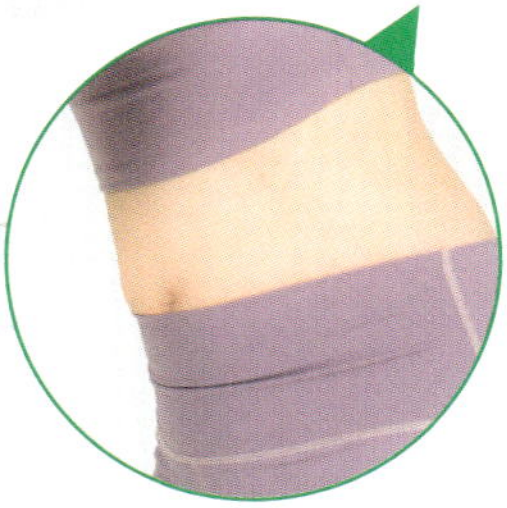

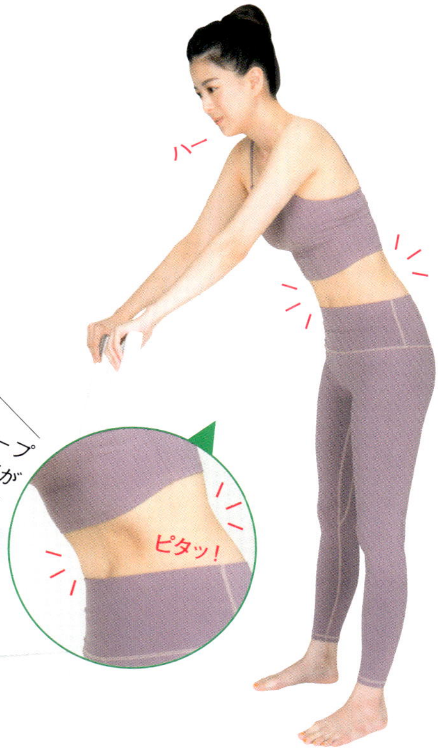

5秒キープ
腹横筋が
効いてくる！

2

息を吐ききって息を止めたら、お腹を凹ます

息を最後までしっかり吐ききって息を止めてからお腹をぎゅっと凹ませます。胃と背中をくっつけるようなイメージで。

腰の周りの浮き輪肉

▼腹斜筋にアプローチ

STEP 1　皮膚をはがす

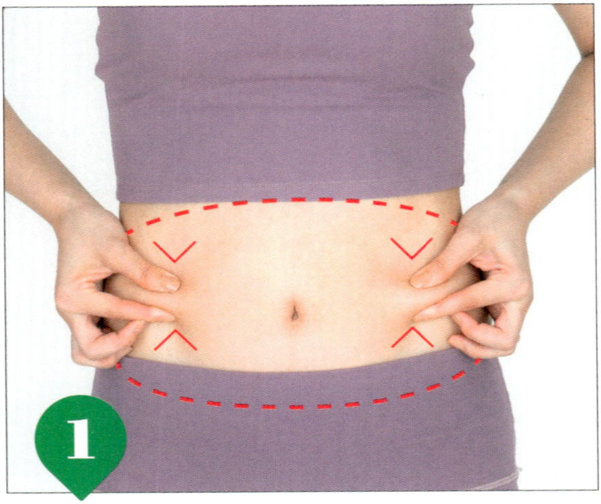

お腹の前面の皮膚をはがす

脇腹からおへその下にかけて皮膚を持ち上げていきます。皮膚と筋膜の癒着がはがれ、血行、リンパの流れもよくなります。

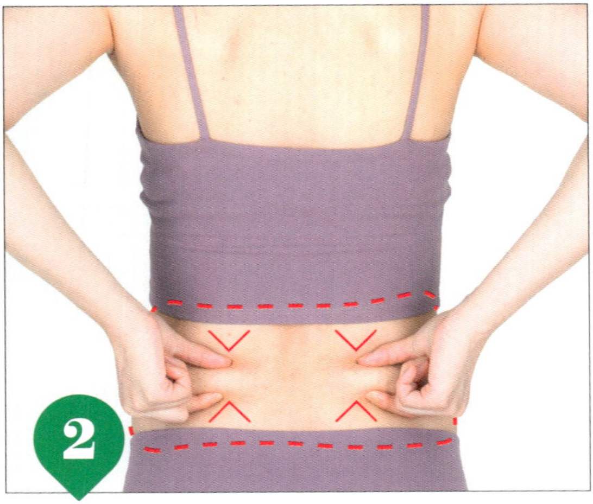

腰周辺の皮膚もはがす

後ろ側の腰の周辺の皮膚も癒着しやすいので、しっかり持ち上げましょう。

この筋肉に効く！

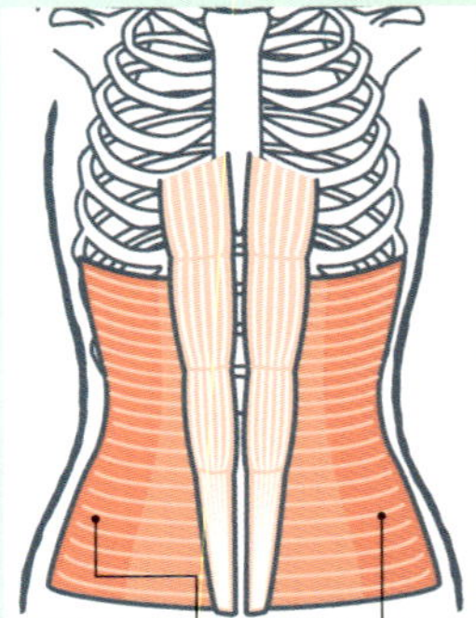

腹斜筋《ふくしゃきん》

脇腹にある筋肉。ウエストのシェイプアップに効果的。

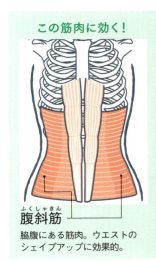

STEP 2 筋肉をほぐす

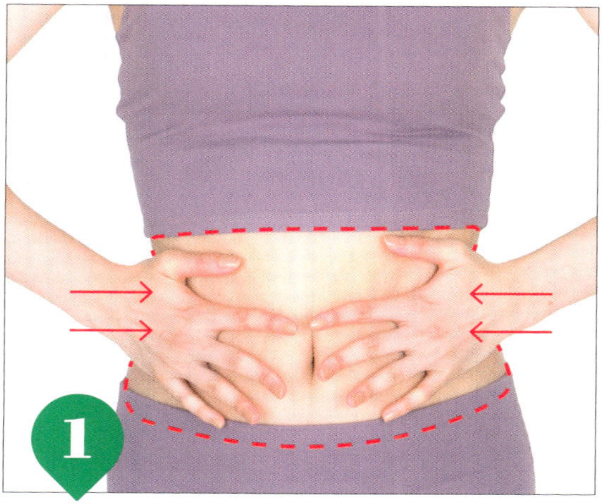

腹斜筋を手で寄せる

両手の付け根を骨盤のふちに当てて、お腹を絞るように両手を寄せていきます。

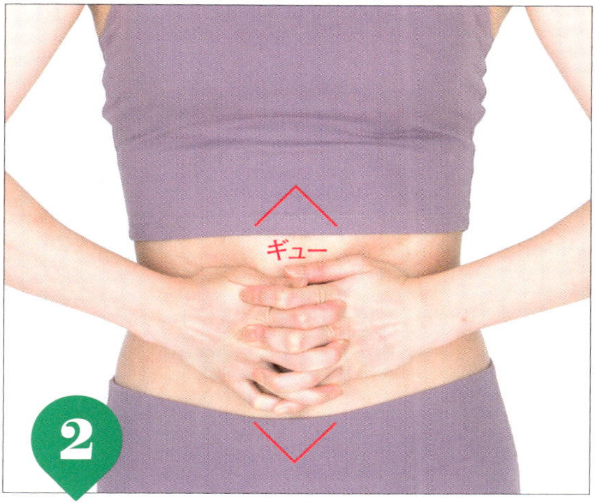

ギューッとお腹の前で手を組む

両手でしっかりお腹を寄せたら、脂肪をつぶすようにおへその前で手を組みます。これを15回続けます。

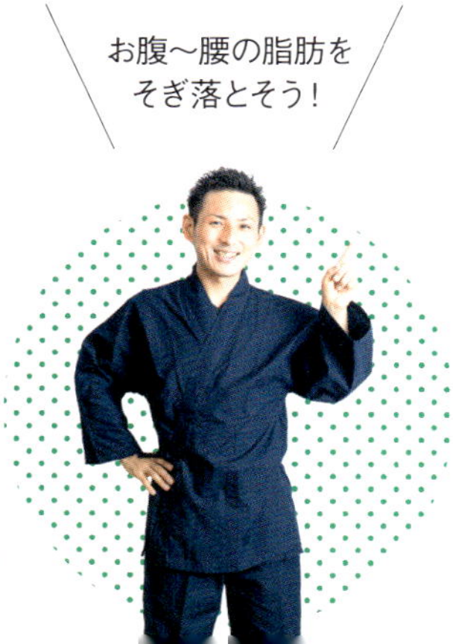

STEP 3

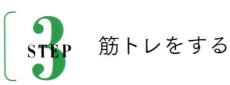

筋トレをする

筋トレA：体をねじる

左右15回

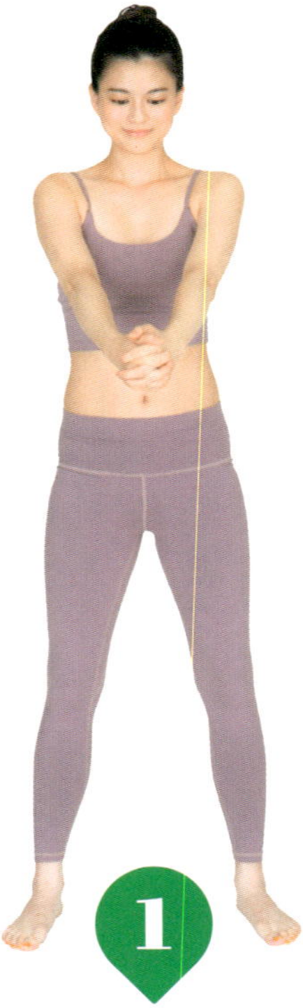

1

手を前に組む

足を肩幅に開いて、手を前に組みます。

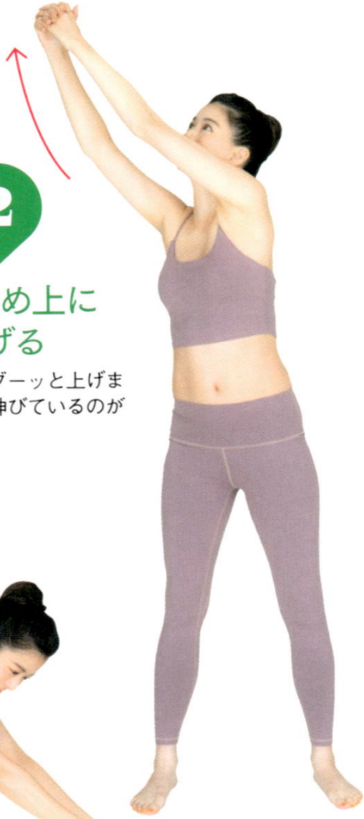

2

手を斜め上に上げる

手を斜め上にグーッと上げます。腹斜筋が伸びているのが実感できます。

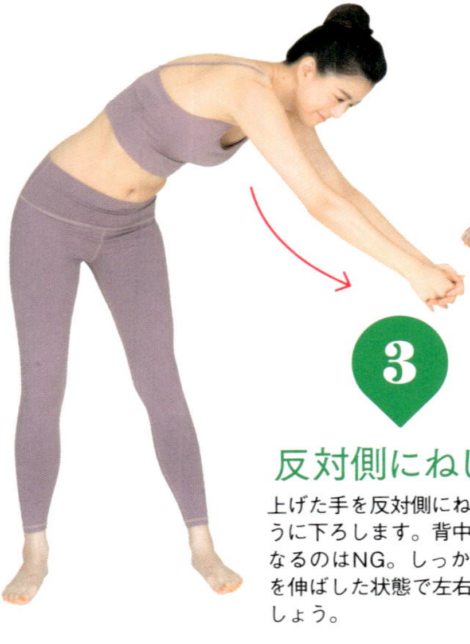

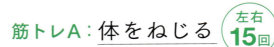

3

反対側にねじる

上げた手を反対側にねじるように下ろします。背中が丸くなるのはNG。しっかり背中を伸ばした状態で左右行いましょう。

筋トレB：寝た状態で行う

左右
15回

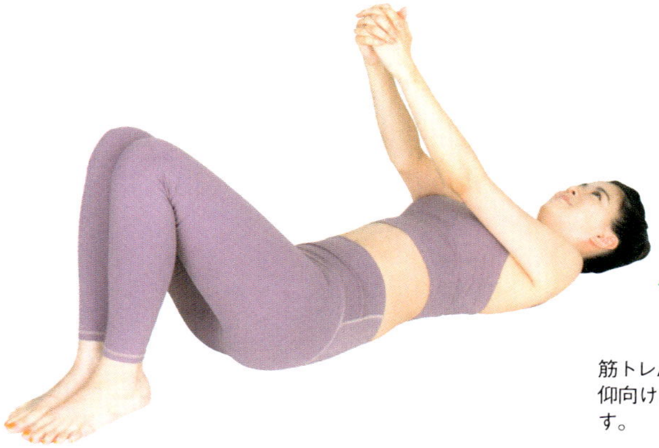

1 仰向けに寝て、両手を組む

筋トレAのメニューを寝た状態で行います。仰向けになり、膝を立てて両手を組みます。

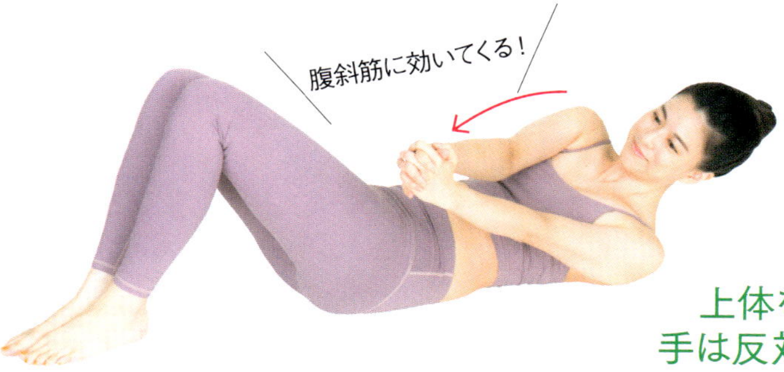

2 上体を持ち上げ、手は反対の膝の方向に動かす

反対側の膝の外側に向かって起き上がります。腹筋、腹斜筋が鍛えられます。

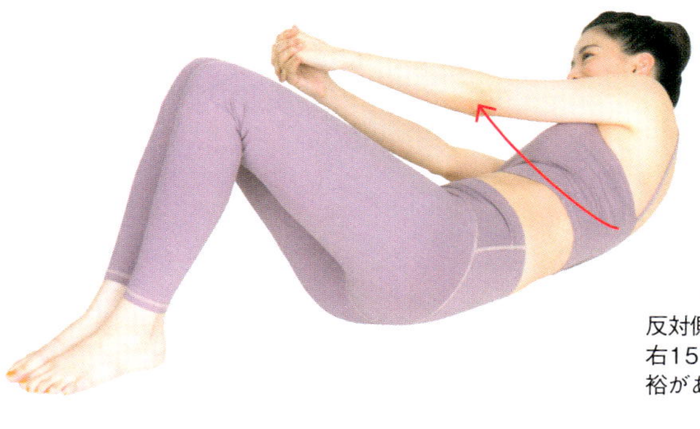

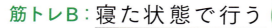

3 反対側に動かす

反対側も同様に上体を持ち上げます。左右15回リズミカルに続けましょう。余裕がある人は2セット！

尻

お尻のたるみ

▼ヒップアップを目指す

STEP 1 皮膚をはがす

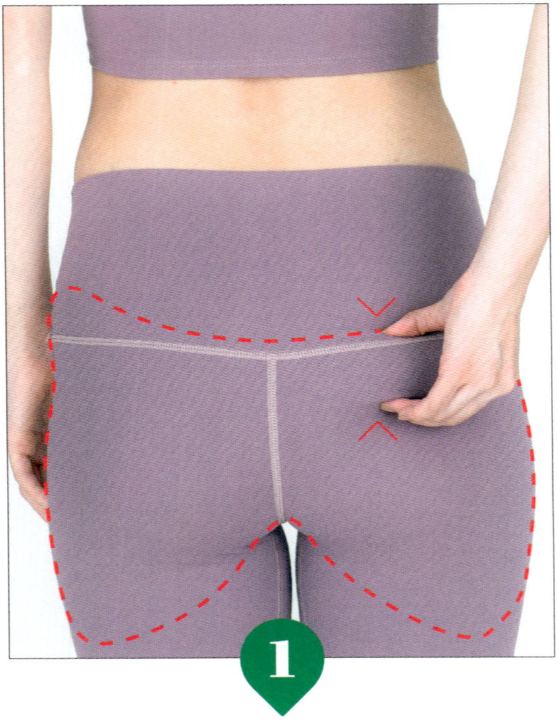

1 お尻全体の皮膚をはがす

お尻全体の皮膚を持ち上げていきます。特にお尻の横など硬いところはしっかりとはがすようにしましょう。

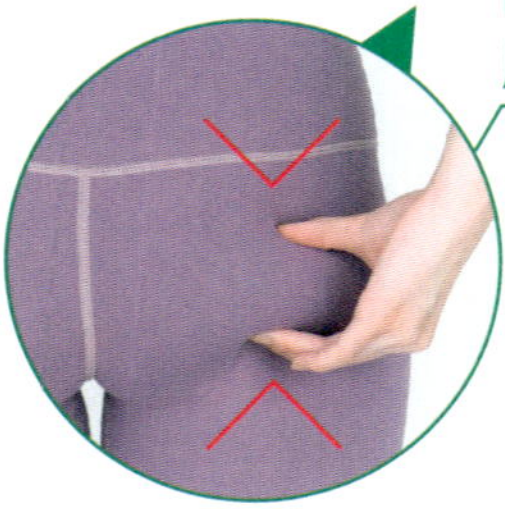

はがしにくい時は脂肪ごと持ってOK！

この筋肉に効く！

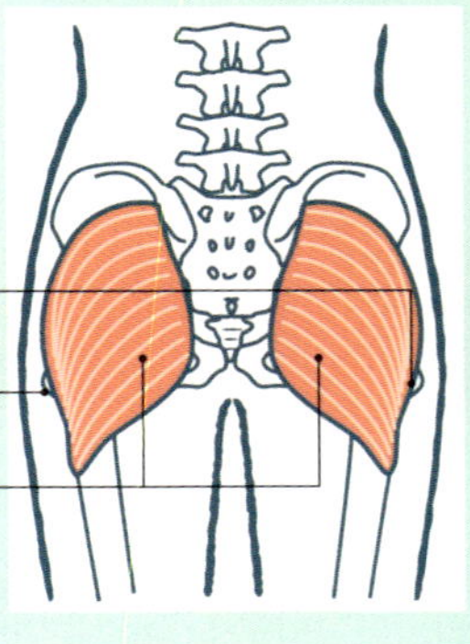

大転子《だいてんし》

大殿筋《だいでんきん》

お尻にある大きな筋肉で鍛えないとたるみの原因に。

STEP 2 筋肉をほぐす

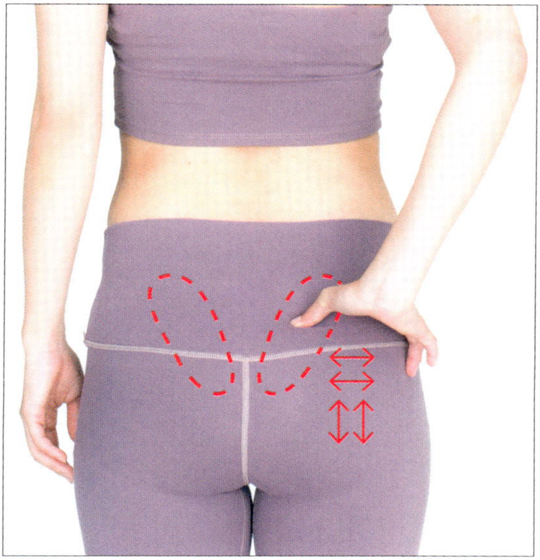

1

骨盤の後ろのきわを横→縦にほぐす

この部分は大殿筋の中でも特に固まりやすい場所です。親指で硬い部分を探しながらほぐしましょう。

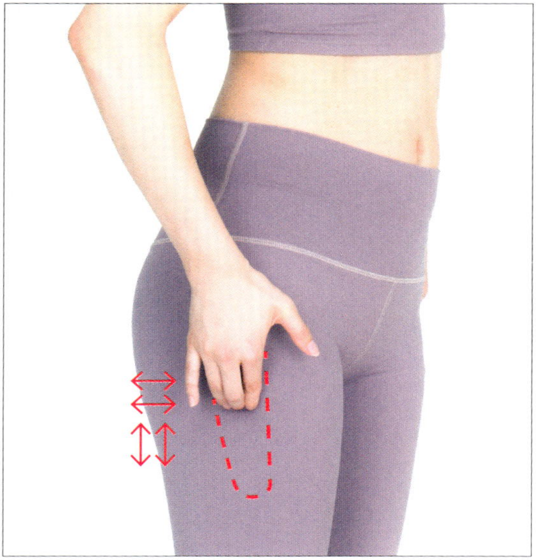

2

大殿筋の付け根を念入りにほぐす

①と同様にとても硬くなりやすい部分です。大転子（股関節の外側の出っ張った骨）の下側に大殿筋の付け根があります。痛い人はゆっくりほぐしましょう。

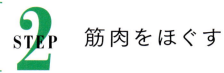

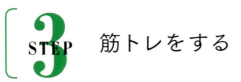

STEP 3 筋トレをする

筋トレA：膝上げ

左右15秒

1

膝を90度に曲げる

うつ伏せになって、片膝を90度に曲げます。

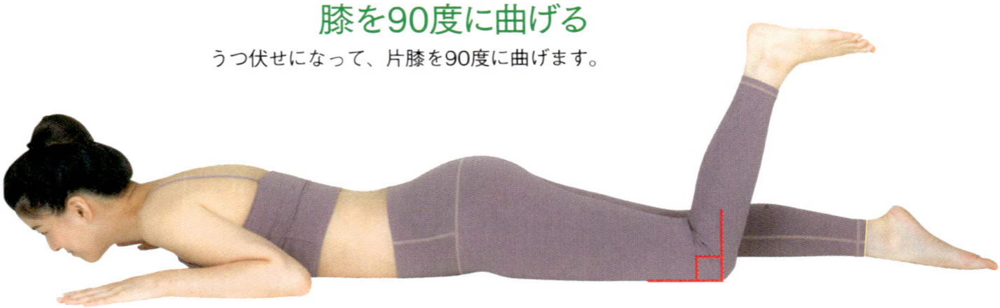

2

膝を曲げたまま、足裏を上に上げる

足の裏を天井に向かって上げましょう。腰を反らすと痛めるので足の裏だけ上げるように。15秒を３セットやるのがおすすめ。

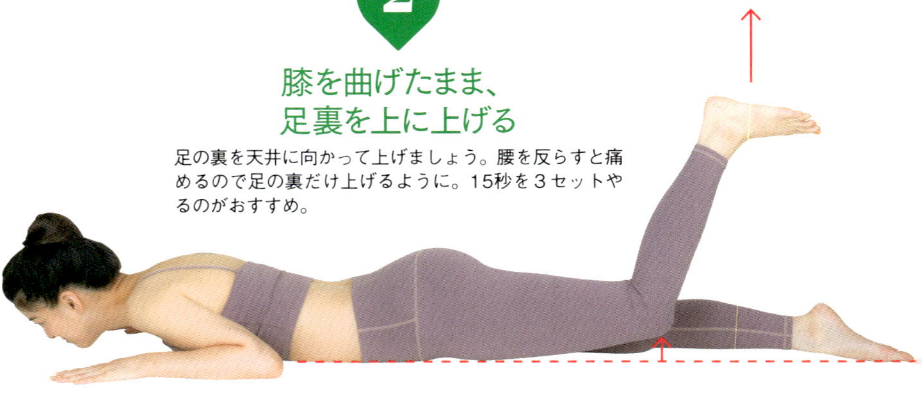

筋トレB：太もも上げ

左右
15秒

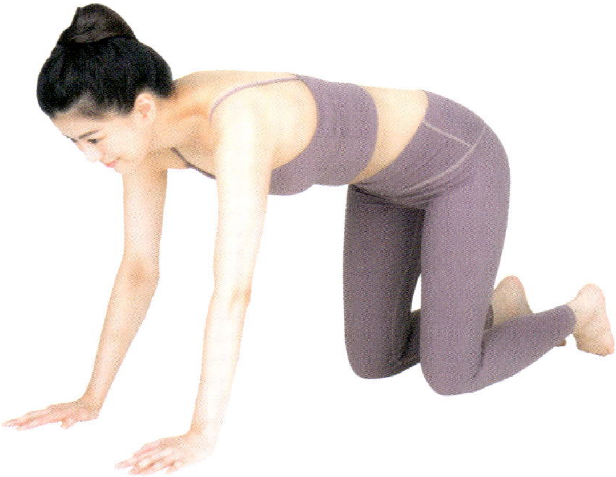

1 両手両膝をつく

両手は肩幅に広げます。背中が丸くならないように注意しましょう。

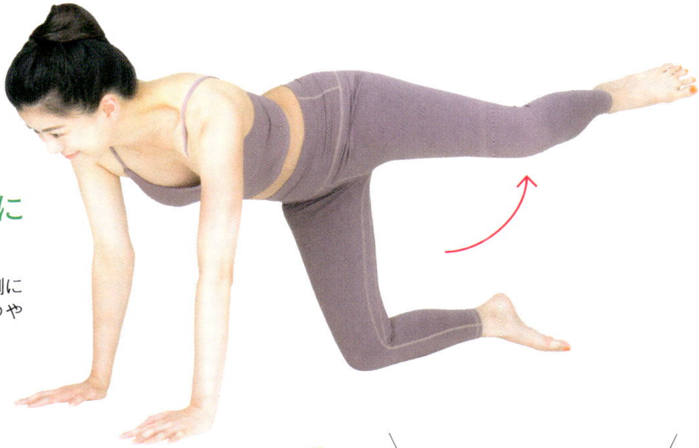

2 太ももと床が平行になるように足を上げる

大殿筋を意識して足を外側に上げます。左右15回ずつやりましょう。

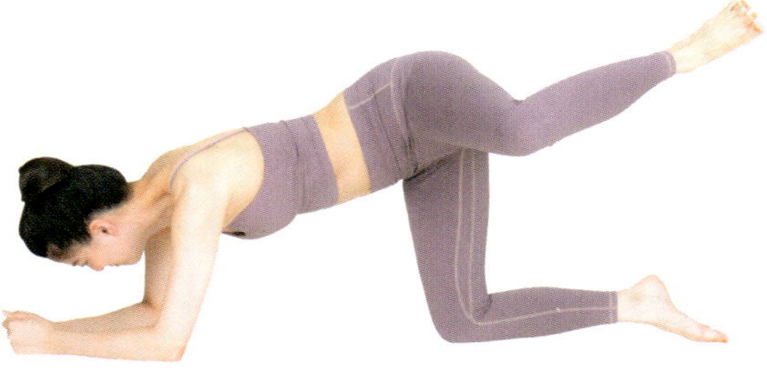

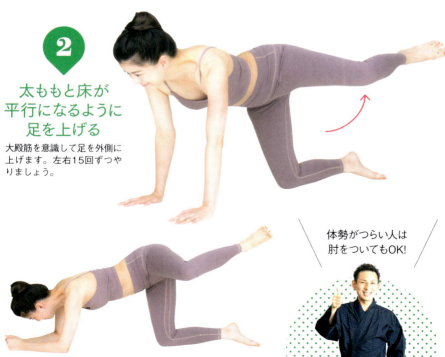

体勢がつらい人は
肘をついてもOK!

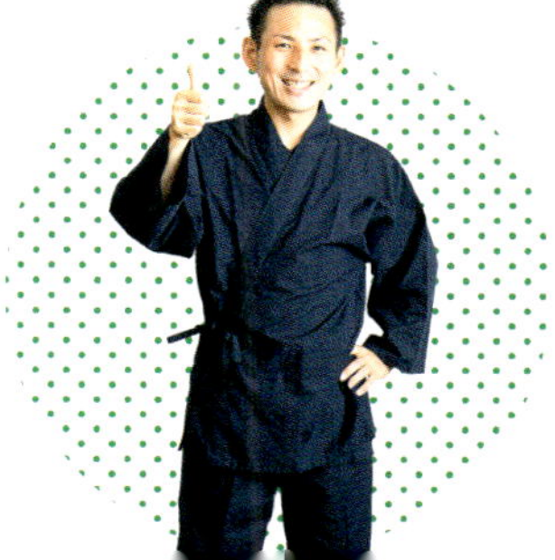

二の腕のたるみ

▼二の腕に刺激を与える

STEP 1 皮膚をはがす

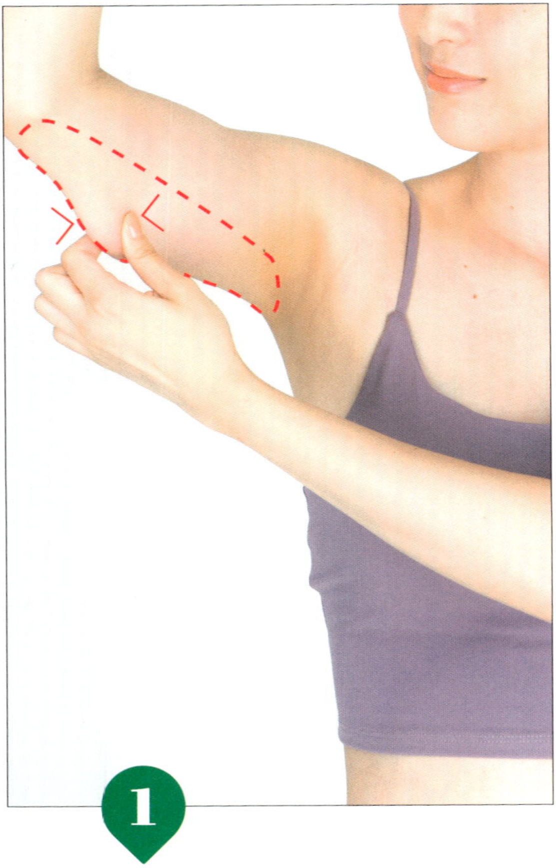

1 二の腕の皮膚をはがす

たるんでいる二の腕の皮膚を持ち上げていきます。

この筋肉に効く！

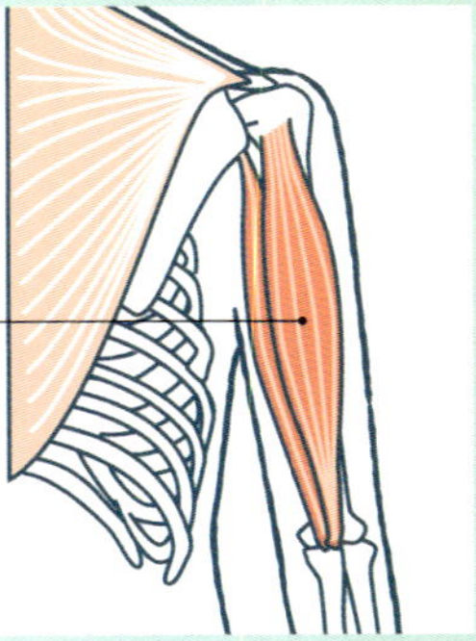

上腕三頭筋《じょうわんさんとうきん》

二の腕にある筋肉。使っていないとたるみの原因に。

STEP 2 筋肉をほぐす

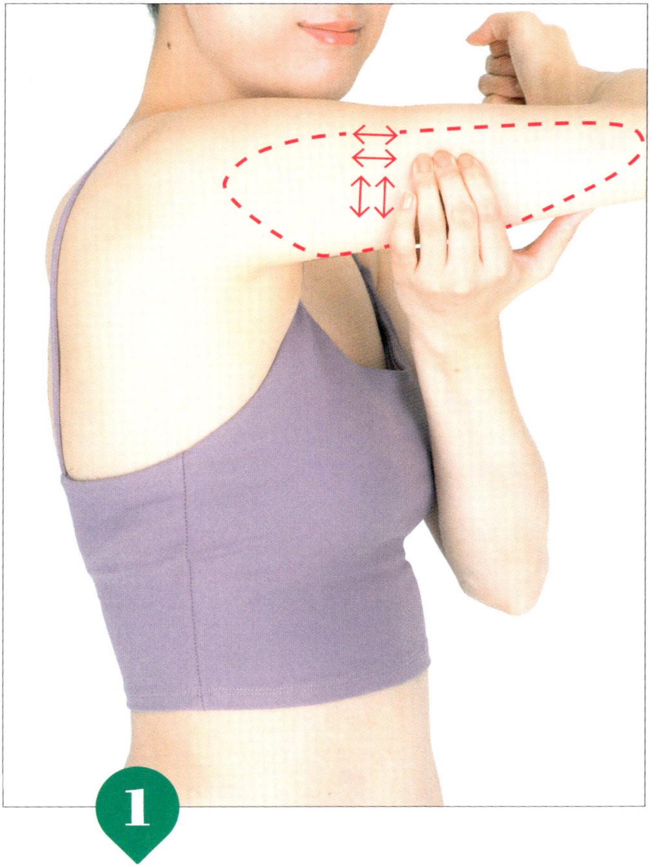

1

上腕三頭筋を横→縦にほぐす

肘の出っ張った骨から肩の付け根まで、二の腕全体をほぐします。筋肉の間の割れ目(くぼんだところ)もしっかりほぐしましょう。

特に固まっている部分は
念入りにほぐしましょう!

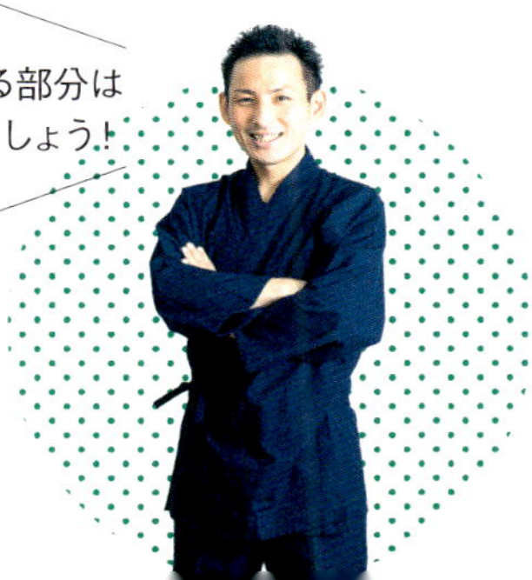

STEP 3 筋トレをする

筋トレA：上腕三頭筋を鍛える

左右15秒

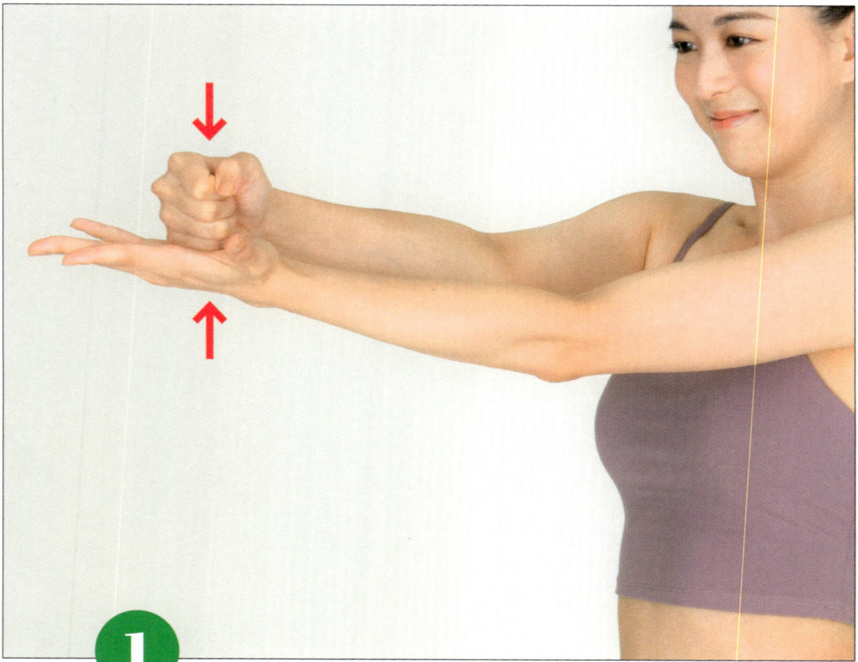

1

拳を手の平に乗せて圧をかける

鍛えたい方の手の平を伸ばして前に出し、その上にもう片方の手で拳を作って上から押さえます。手の平は下げないようにキープ。左右3セット。

肘は伸ばしたまま
手の平を下げないように

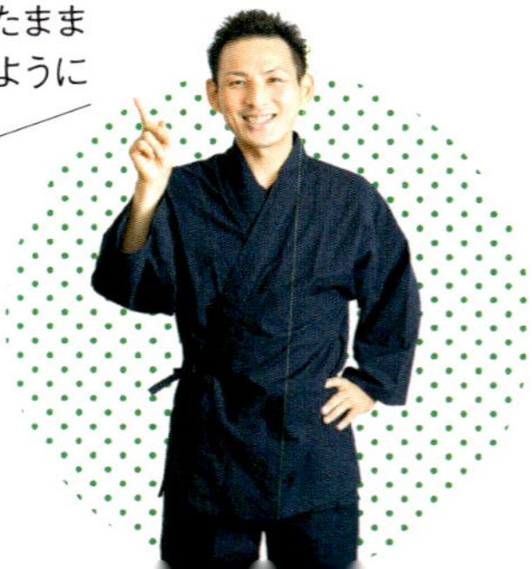

筋トレB：ペットボトルを上げ下げする 30回

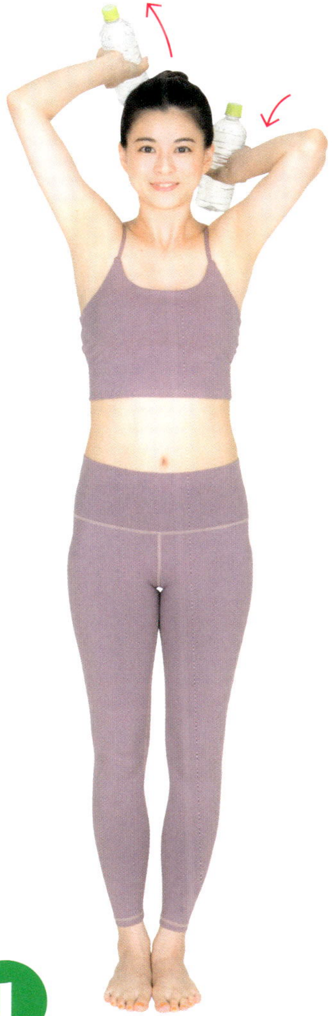

1 ペットボトルを上げ下げする

ペットボトルを２本用意して、肩の後ろで持つようにします。

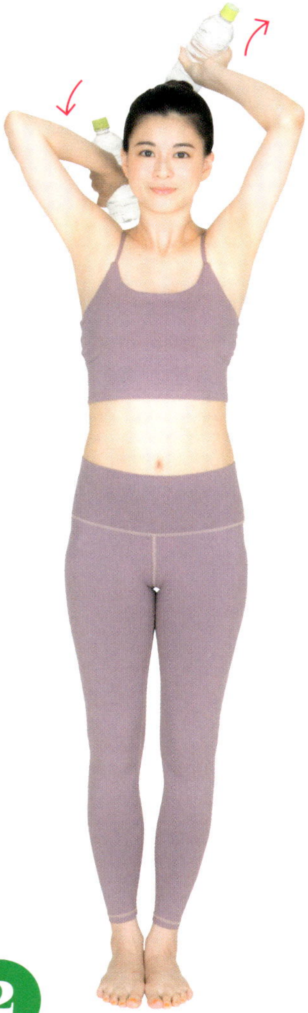

2 リズムよく動かす

上腕三頭筋を意識して、上下に動かします。30回続けます。

太もも痩せ

▼太もも全体にアプローチ

STEP 1 皮膚をはがす

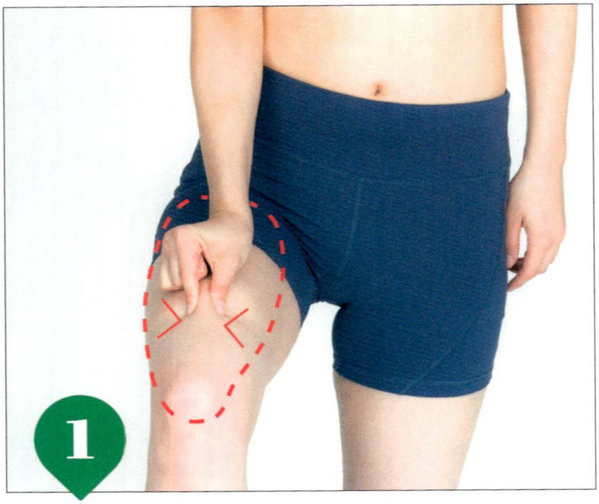

太ももの前面の皮膚をはがす

太ももの前面を中心に皮膚を持ち上げていきます。痛い時は大きめにつまんでOK。

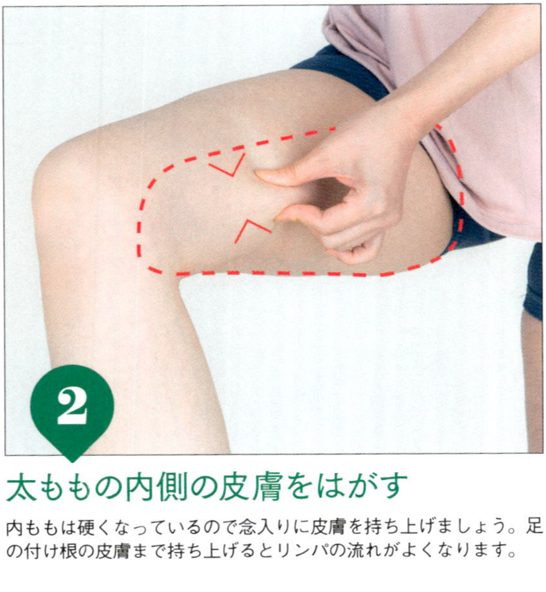

太ももの内側の皮膚をはがす

内ももは硬くなっているので念入りに皮膚を持ち上げましょう。足の付け根の皮膚まで持ち上げるとリンパの流れがよくなります。

この筋肉に効く！

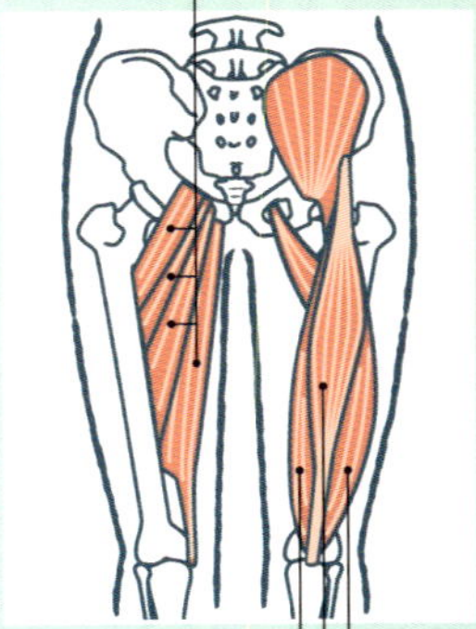

太ももの筋肉は大きいのでしっかりほぐすのがポイント。

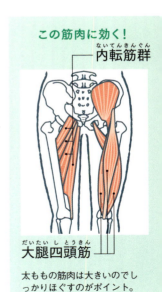

STEP 2 筋肉をほぐす

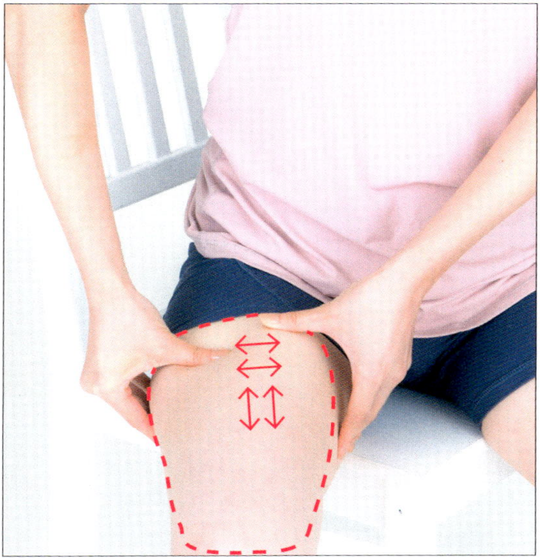

1
大腿四頭筋を横→縦にほぐす

太ももの前面にある大腿四頭筋を横方向、縦方向の順にほぐしていきます。太ももの真ん中の大腿直筋が特に硬くなっているので念入りに。

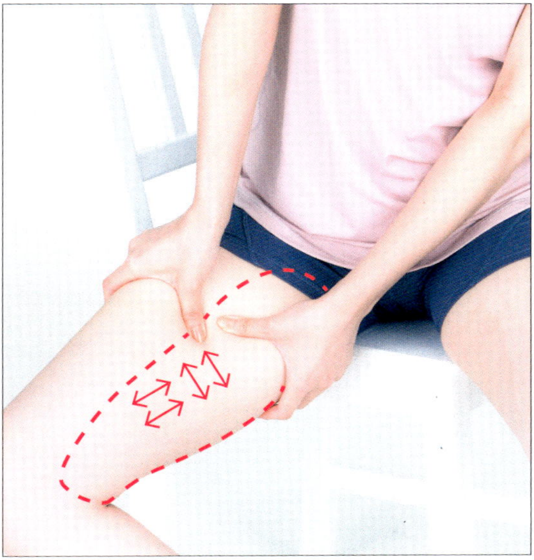

2
内転筋を横→縦にほぐす

内もも全体の筋肉を横方向、縦方向の順にほぐしていきます。筋肉がほぐれるとリンパの流れがさらによくなり、むくみが改善します。

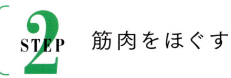

STEP 3　筋トレをする

筋トレA：スクワット　30回

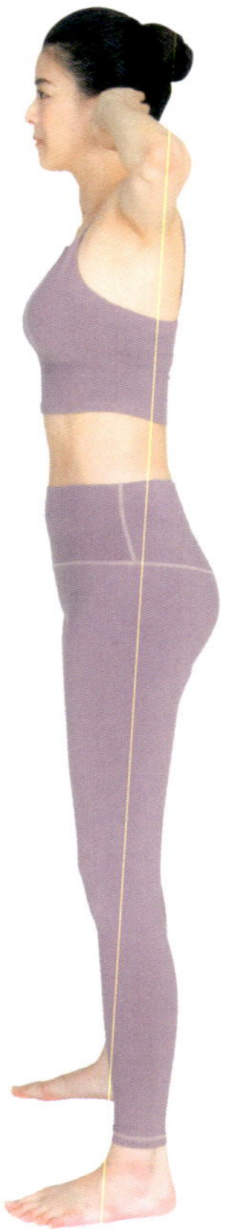

1 足を肩幅より やや広めに開き、手は頭の後ろで組む

背筋を伸ばして立ち、視線は真っすぐ。下を向かないように注意しましょう。

2 股関節と膝を曲げる

股関節と膝を曲げて、ゆっくり戻ります。膝は足より前に出ないようにしましょう。

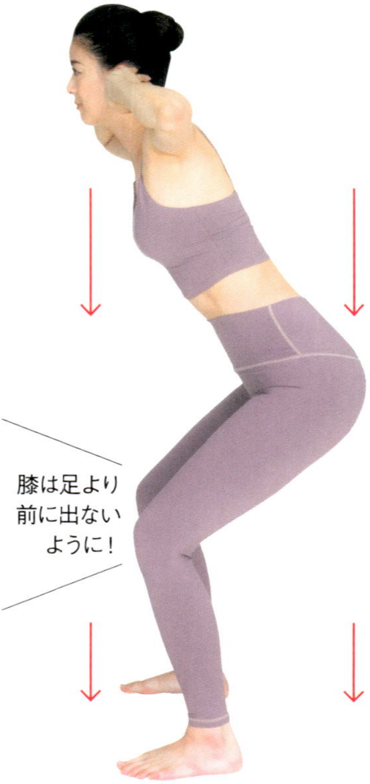

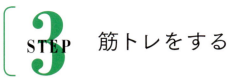

筋トレB：内転筋を鍛える 30秒

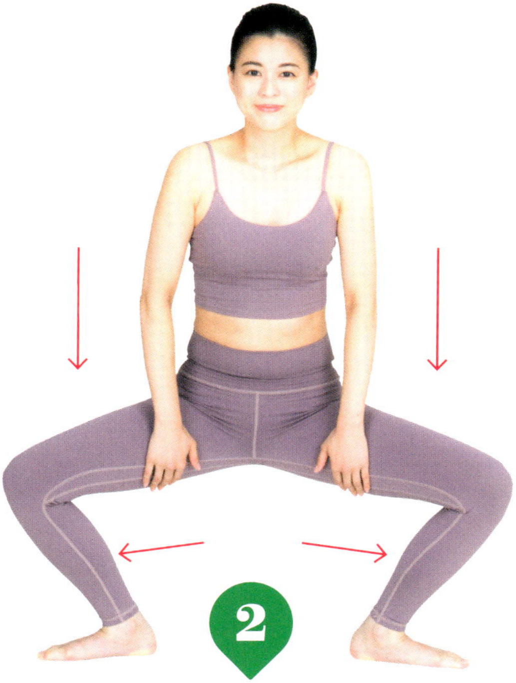

1 足を肩幅より広げて立つ

スクワットよりも足を広めにして立ちます。つま先を外側に向けます。

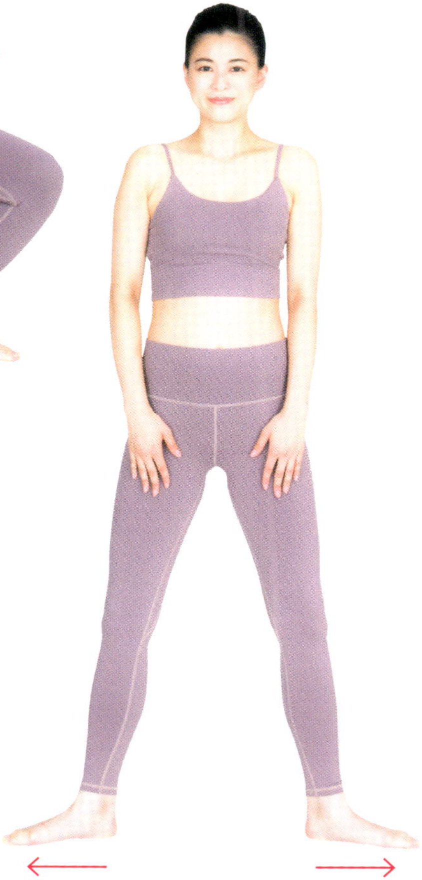

2 膝を曲げる

股関節を真下に落としながら、膝を曲げます。膝はつま先の方向になるように。この状態で体を上下にゆすりながら、30秒キープします。

膝が内側に
入らないように注意！

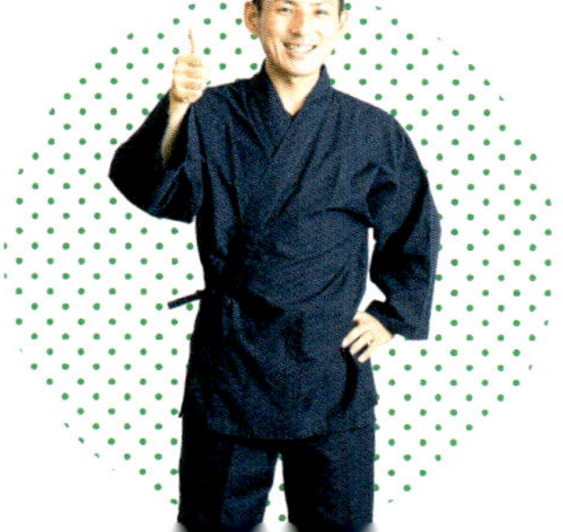

ふくらはぎのむくみ

▼ふくらはぎ全体をほぐす

STEP 1 皮膚をはがす

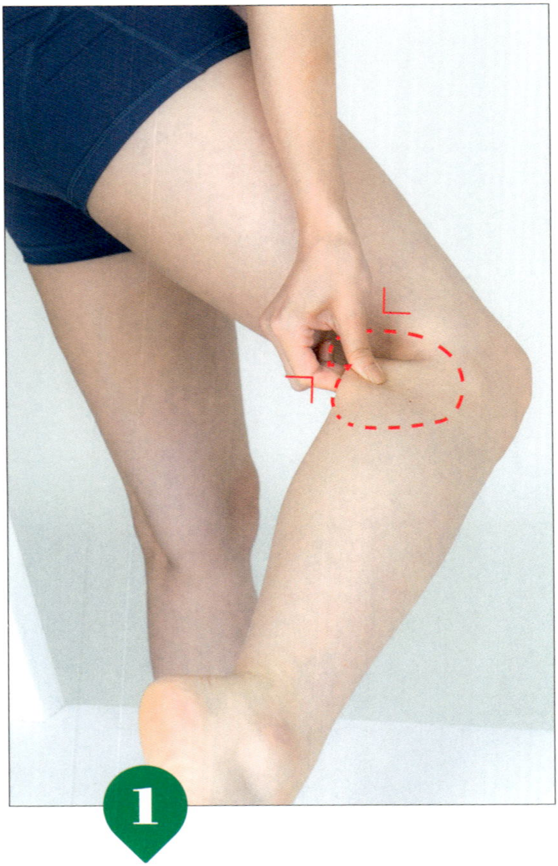

1 膝の裏側の皮膚をはがす

膝裏の皮膚は癒着しやすいので、皮膚をしっかり持ち上げてはがしていきます。

この筋肉に効く！

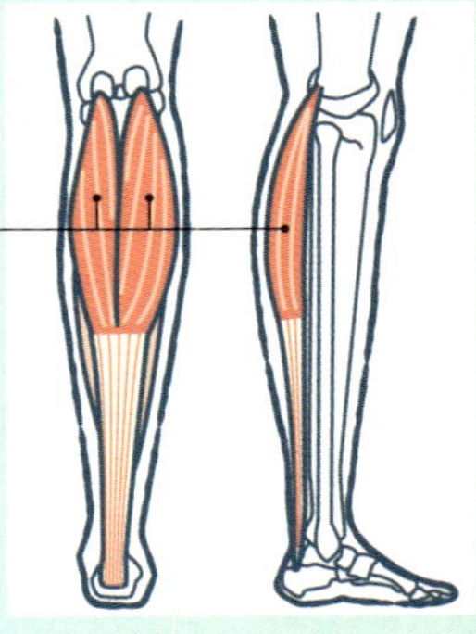

腓腹筋《ひふくきん》

膝関節とつながりがあり、第2の心臓と呼ばれる部分。鍛えると体内の血流がアップする。

ふくらはぎだけじゃなくアキレス腱まで
はがすとすっきりします！

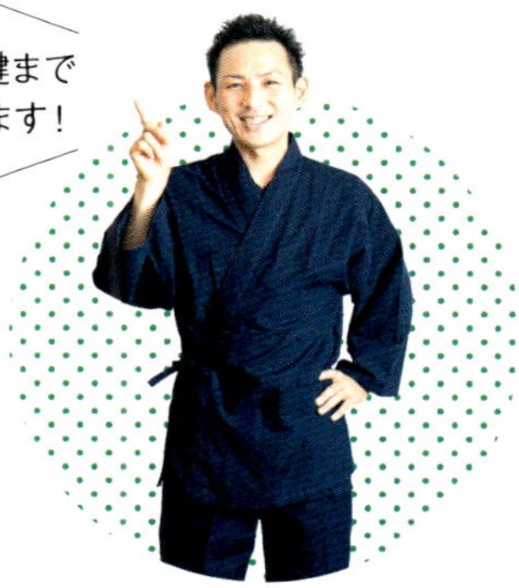

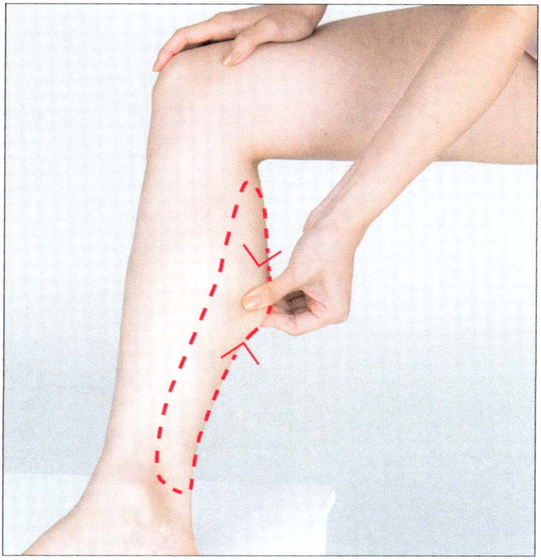

2

ふくらはぎ全体の皮膚をはがす

血行やリンパの流れを改善するため、ふくらはぎ全体の皮膚をしっかり持ち上げてはがしていきます。

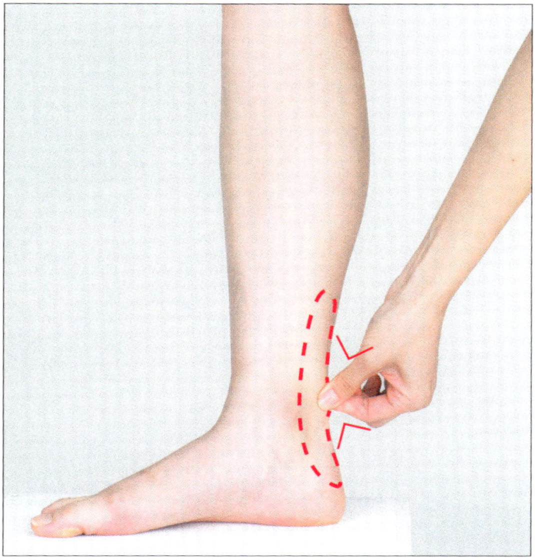

3

アキレス腱の皮膚をはがす

アキレス腱の皮膚も特に癒着しやすいポイント。しっかり皮膚を持ち上げてはがしましょう。

STEP 2 筋肉をほぐす

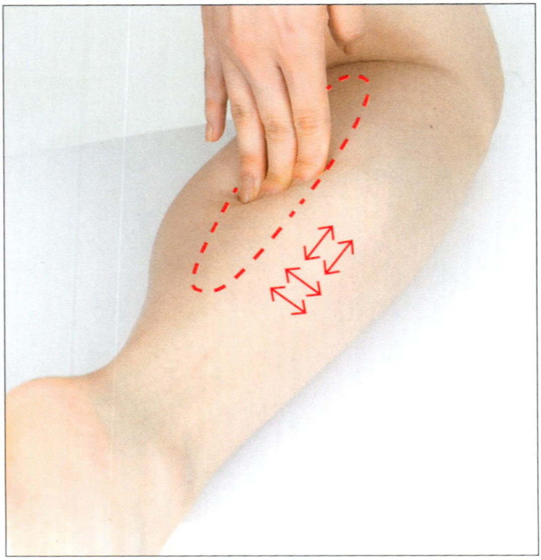

1 腓腹筋を横→縦にほぐす

ふくらはぎ全体をほぐしていきます。特にふくらはぎの中央の筋間（凹んだ部分）を割くようにほぐしていきましょう。

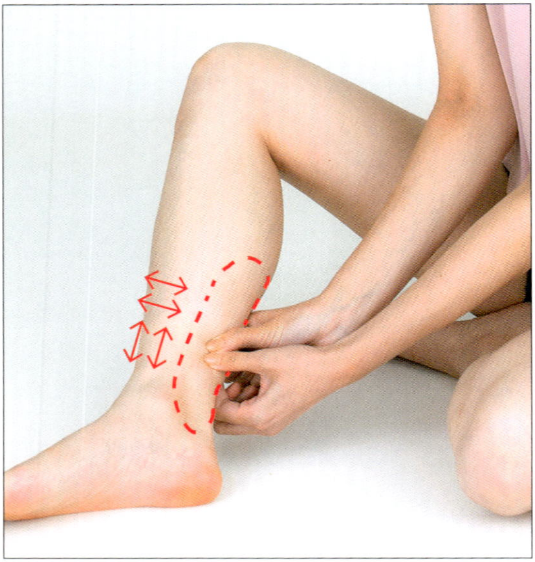

2 アキレス腱全体を横→縦にほぐす

アキレス腱をつまんで上下に割くようにほぐしていきます。痛い人は軽めにほぐすのでもOK。

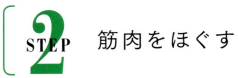

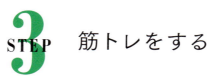

STEP 3 筋トレをする

筋トレA：つま先立ち 15回

1

足を肩幅に開く

手は腰にあてて足は肩幅に開き、
真っすぐ姿勢よく立ちます。

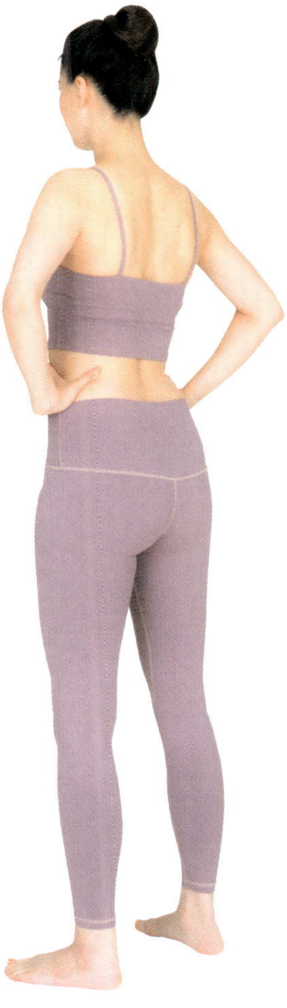

2

つま先立ちをする

かかとを上げてつま先立ちします。
15回が目安ですが、余裕がある
人は30回やりましょう。できる
だけ指先で立つようにかかとを上
げましょう。

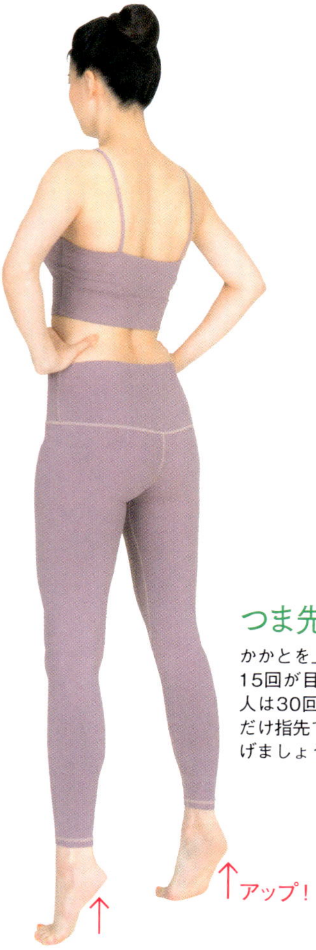

足首痩せ

▼アキレス腱にアプローチ

STEP 1 皮膚をはがす

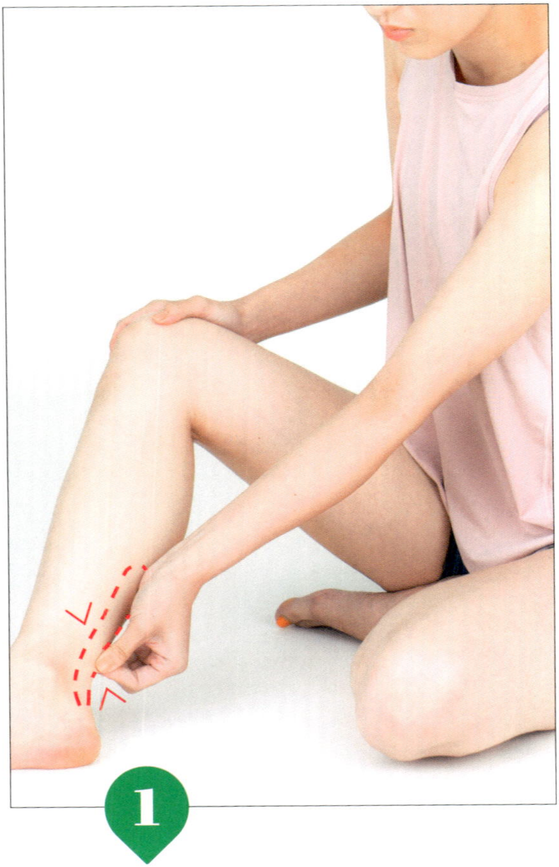

1

アキレス腱の皮膚をはがす

アキレス腱の上の皮膚を持ち上げていきます。痛い人は痛くない範囲でOK。くるぶしの辺りの皮膚もはがしましょう。

この筋肉に効く！

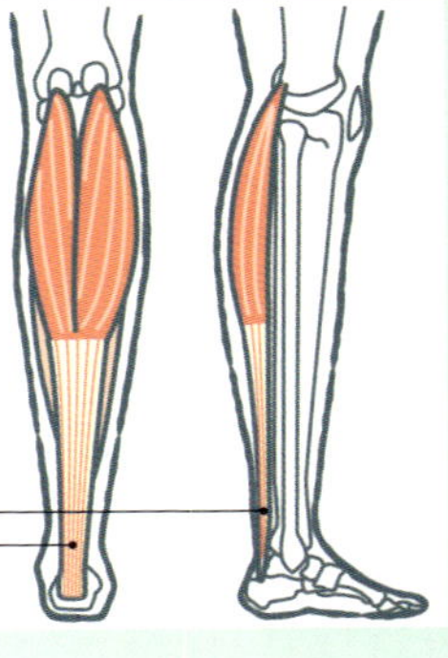

アキレス腱《けん》

ふくらはぎの筋肉の力をかかとに伝える働きがある、人体最大の腱。

STEP 2 筋肉をほぐす

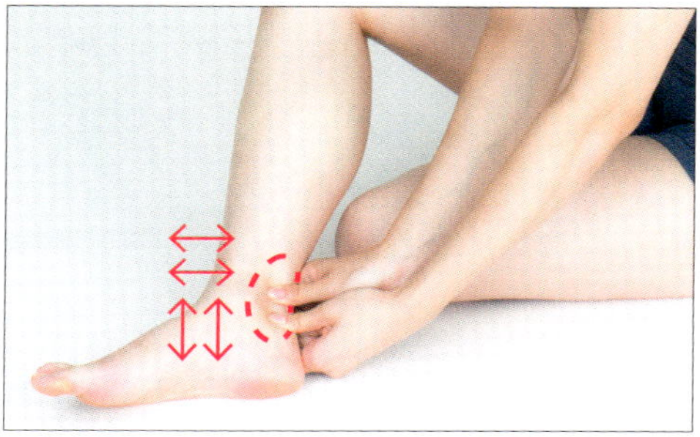

1 アキレス腱を横→縦にほぐす

ここが硬いと足がむくみやすくなるので、アキレス腱とその周辺までしっかりほぐしていきます。アキレス腱をつまんで上下に割くようにほぐしていきます。

STEP 3 筋トレをする

筋トレA：足首エクササイズ

左右15回

1 椅子に座って足を伸ばす

片足を伸ばした状態にします。
足のつま先も伸ばします。

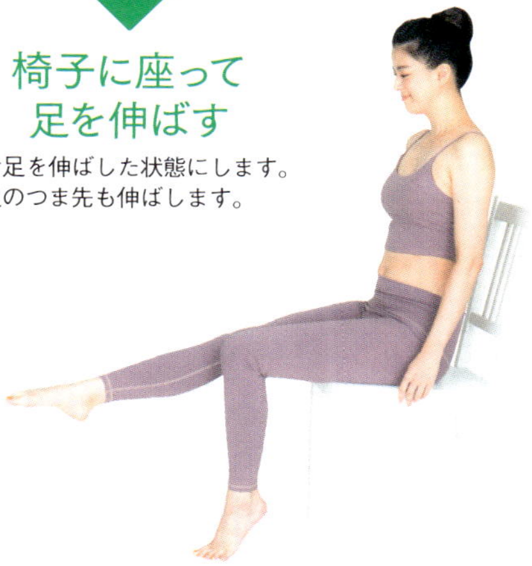

2 足首部分を上下に動かす

足首を上下に15回動かします。
血流やリンパの流れが改善するので左右やりましょう。

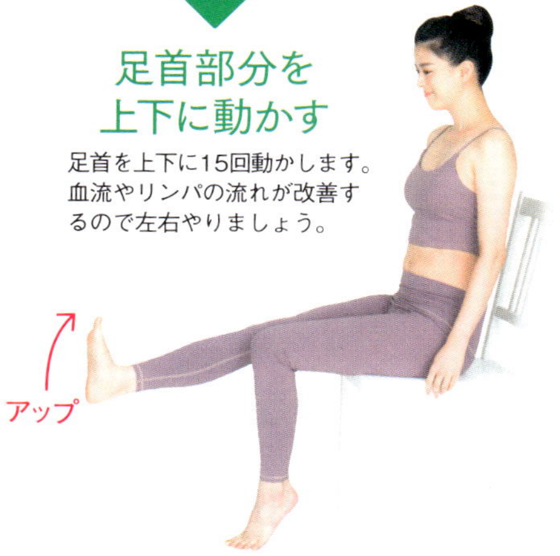

COLUMN 4

イライラや頭痛を解消

自律神経ストレッチ②

自律神経は胸椎や仙骨に張り巡らされています。そこをしっかりストレッチして、自律神経の中の交感神経と副交感神経のバランスを整えていけば、さまざまな不調が改善されます。深い呼吸と共に行いましょう。

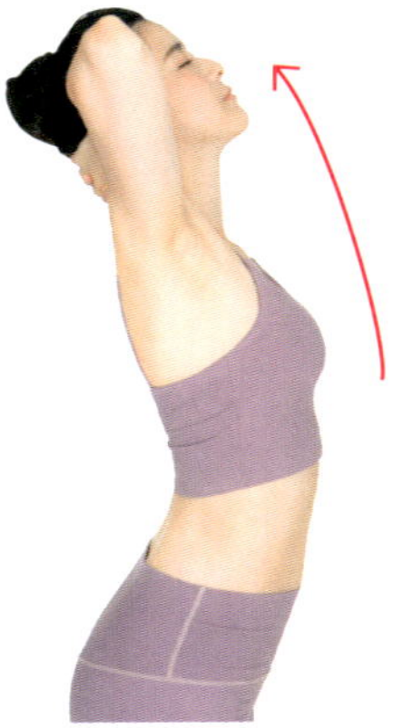

1 胸椎ストレッチ

15秒

頭の後ろで手を組み、そのままグーッと上を向き15秒キープします。胸椎を反らす意識でやることがポイント！

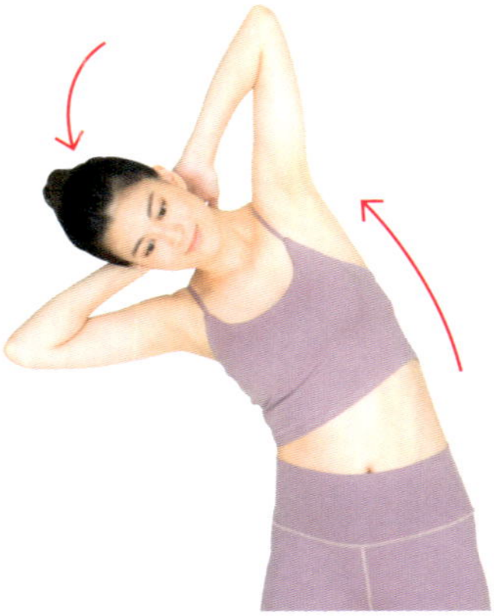

2 脇腹と肋骨ストレッチ

左右15秒

頭の後ろで手を組み、上半身を横に倒します。脇腹と肋骨が開くように伸ばしましょう。

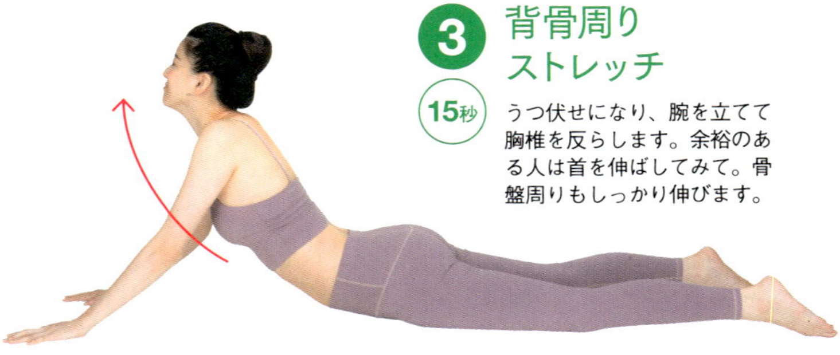

3 背骨周りストレッチ

15秒

うつ伏せになり、腕を立てて胸椎を反らします。余裕のある人は首を伸ばしてみて。骨盤周りもしっかり伸びます。

5章

見た目年齢－5歳！
奇跡の若返り整顔編

顔の皮膚は薄いからあまり触らないほうがよい？
いえ、触らなければ血行不良で余計にたるむのです。
薄いからこそ、軽い力でも大丈夫。
しっかり顔筋を動かせば、顔が引き上がります！

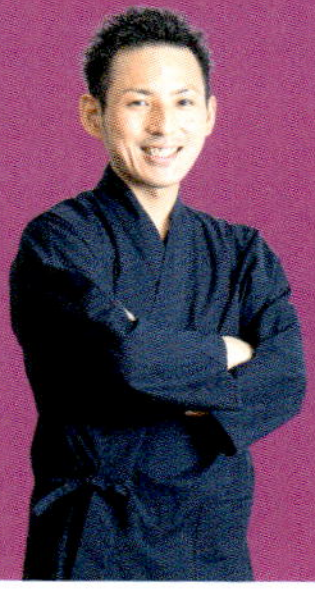

顔周りのはがトレ

▼たるみ・シワ・フェイスライン

顔周りのはがトレのポイント

たるみやシワは皮膚と筋膜の癒着でリンパの流れが滞り、筋肉が縮んだ状態になっていると現れます。お悩みに合わせてはがトレの基本に「ストレッチ」、「筋トレ」、「リンパを流す」を組み合わせて症状を改善しましょう。

STEP 1 皮膚をはがす

STEP 2 筋肉をほぐす

はがトレの基本

お悩みによってステップが違う

・フェイスライン → **STEP 3** リンパを流す

皮膚と筋膜の癒着でリンパの流れが滞り、老廃物が溜まってしまいフェイスラインがむくみます。老廃物を流してすっきりさせて。

・たるみ
・シワ → **STEP 3** 筋トレ

欧米人に比べて、東洋人は表情が豊かではないので表情筋は使えていないことが多いです。意識して動かすようにすると引き締まります。

・たるみ
・シワ → **STEP 3** ストレッチ

縮んでしまった筋肉をしっかり伸ばしましょう。額のシワやほうれい線の解消におすすめ。すぐに元に戻りがちなので毎日行いましょう。

P.104から
顔のパーツごとに顔周りの
はがトレを紹介するよ！

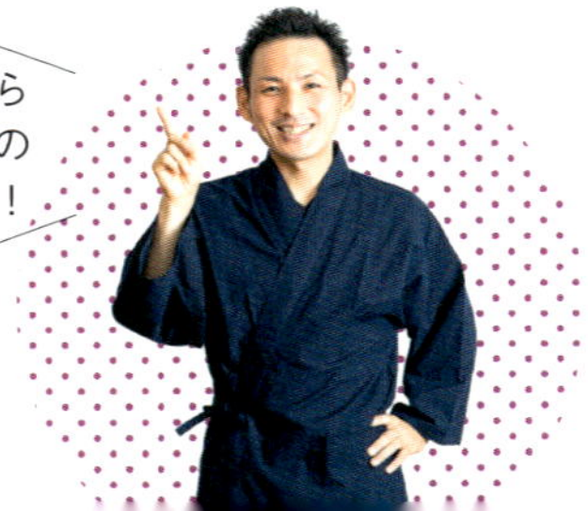

ここがポイント 顔周りの骨・筋肉

側頭筋《そくとうきん》
こめかみと耳の上を結ぶ線から後頭部にある筋肉。物を食べる時や噛む時に使われます。

前頭筋《ぜんとうきん》
眉から額まである筋肉で眉毛を引き上げる働き。前頭筋が硬くなると額のシワの原因に。

眼輪筋《がんりんきん》
目の開閉に使われる筋肉。しっかり使われていないとたるみやすくなります。

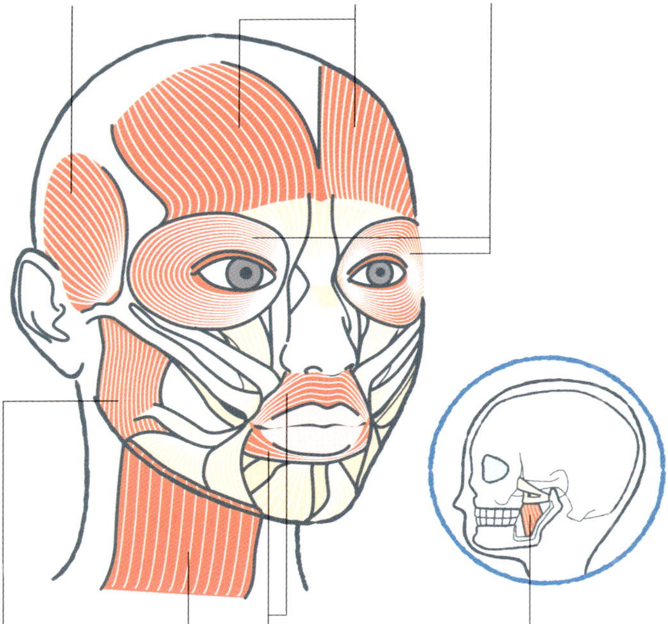

咬筋《こうきん》
頬骨からフェイスラインにある咀嚼筋の一部。使いすぎると硬くなりエラ張り状態に。

口輪筋《こうりんきん》
唇を取り囲む筋肉。唇を開閉し表情を作ります。たるむとほうれい線とマリオネットラインの原因になります。

内側翼突筋《ないそくよくとつきん》
あごの裏側についている筋肉。咀嚼筋の一部。硬くなるとエラ張りの原因に。

広頸筋《こうけいきん》
フェイスラインから鎖骨周りにある広い筋肉。加齢や衰えによって二重あごの原因に。

口周りのお悩み

▼たるみを解消してハリ感を！

お悩み ほうれい線

STEP 1 皮膚をはがす

STEP 2 筋肉をほぐす

STEP 3 ストレッチ

ほうれい線ができる原因の一つが側頭筋の緩みです。日頃から硬いものを噛んだりはしないので、だんだん衰えてきます。側頭筋をほぐしてリフトアップすることでほうれい線のシワを薄くします。

お悩み マリオネットライン

STEP 1 皮膚をはがす

STEP 2 筋肉をほぐす

STEP 3 筋トレ

マリオネットラインは側頭筋と口輪筋が大きく関わります。特に口輪筋は表情を動かさないことで硬くなってしまいます。側頭筋と共にほぐして、筋トレすると口角が上がってきます。

この筋肉に効く！

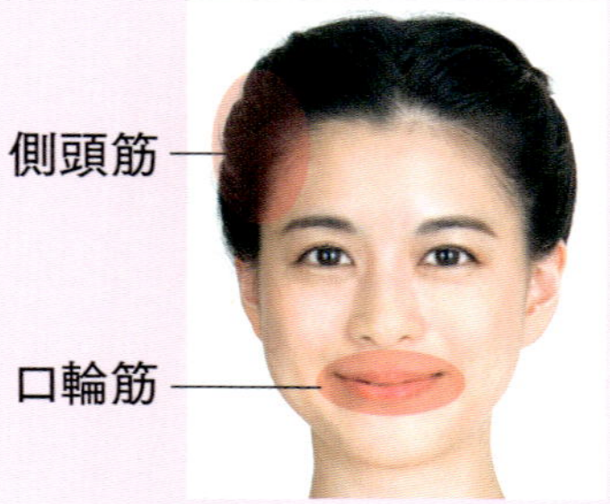

お悩み

ほうれい線

STEP 1 皮膚をはがす

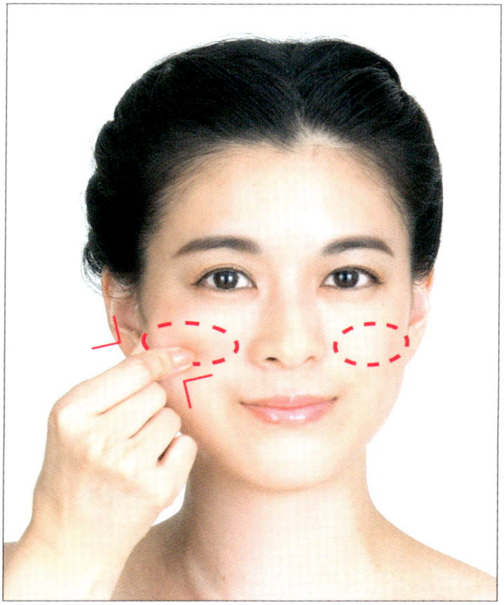

1 頬骨の皮膚をはがす

頬骨周辺の皮膚が癒着したままだと、側頭筋をリフトアップしても効果がないので頬骨周辺の皮膚を持ち上げます。

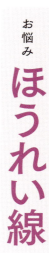

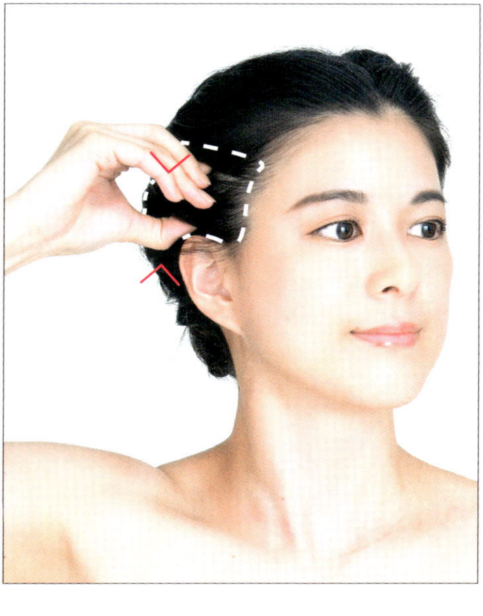

2 側頭部の皮膚をはがす

側頭筋も皮膚と癒着していることが多いので、持ち上げにくい場所です。しっかりつまんで持ち上げましょう。

側頭部の皮膚が持ち上がらない人は両手で寄せてもOK!

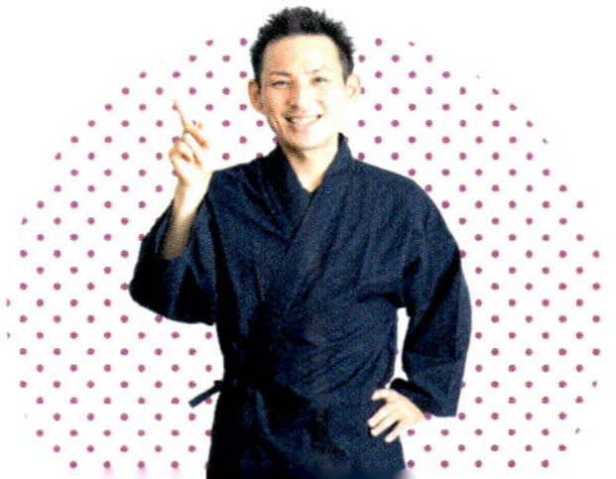

STEP 2 筋肉をほぐす

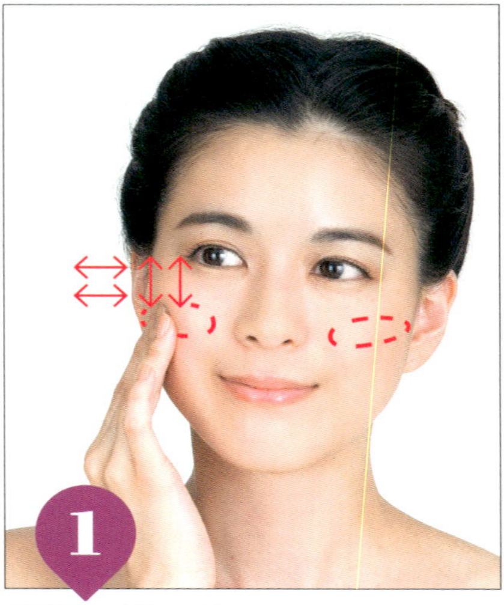

頬骨を横→縦にほぐす

頬骨周辺をリフトアップするように、横方向、縦方向の順にほぐしていきます。

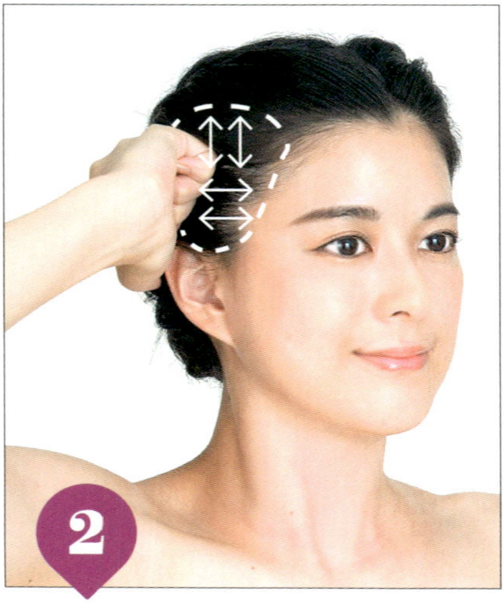

側頭筋を横→縦にほぐす

固まった側頭筋をきっちりほぐすように猫の手を作ってぐりぐりほぐしていきます。

STEP 3 ストレッチ

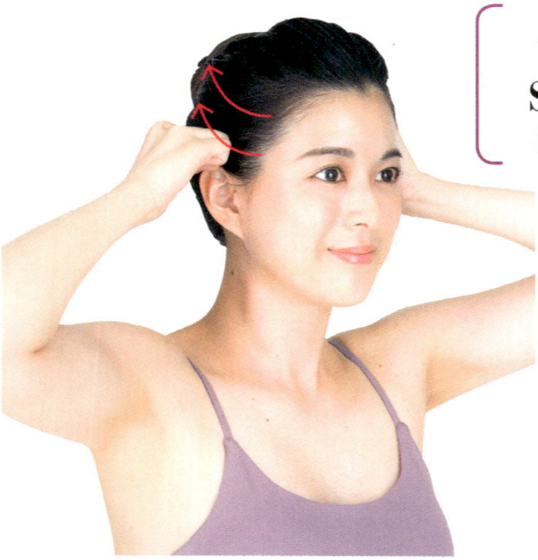

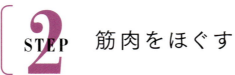

1

側頭筋のストレッチ

猫の手の状態で側頭筋をグーッと後ろにリフトアップ。ほうれい線が伸びていることを確認しながらやりましょう。

15秒キープ

お悩み マリオネットライン

STEP 1 皮膚をはがす

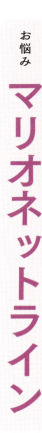

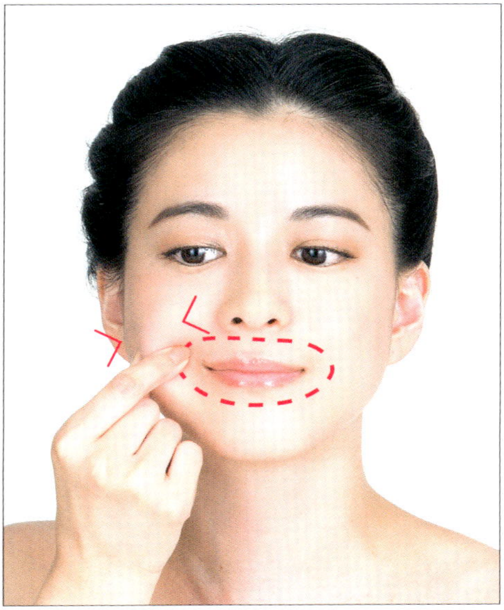

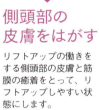

1 口周りの皮膚をはがす

口角から唇全体まで薄く皮膚を持ち上げていきます。皮膚と筋膜の癒着がはがれると口輪筋がほぐれやすくなります。

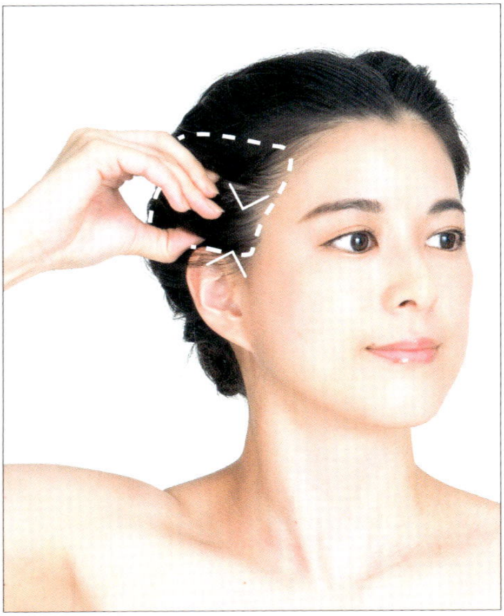

2 側頭部の皮膚をはがす

リフトアップの働きをする側頭部の皮膚と筋膜の癒着をとって、リフトアップしやすい状態にします。

STEP 2 筋肉をほぐす

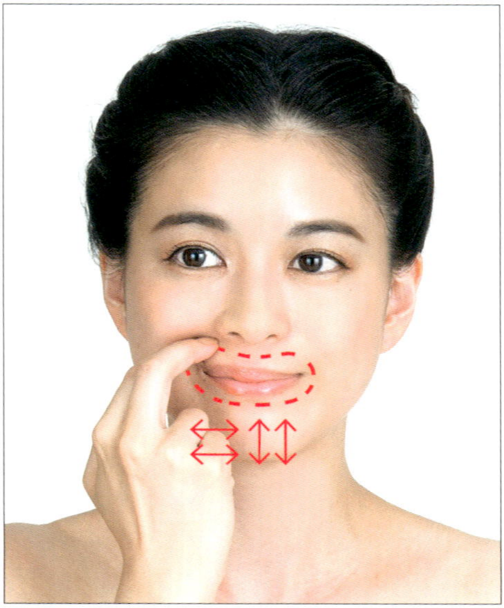

1 口輪筋を横→縦にほぐす

人差し指と中指で唇周辺をぐっと押し込むようにしてほぐしていきます。口角は唇を上に引き上げる多くの筋肉が集まっているのでしっかりめに。

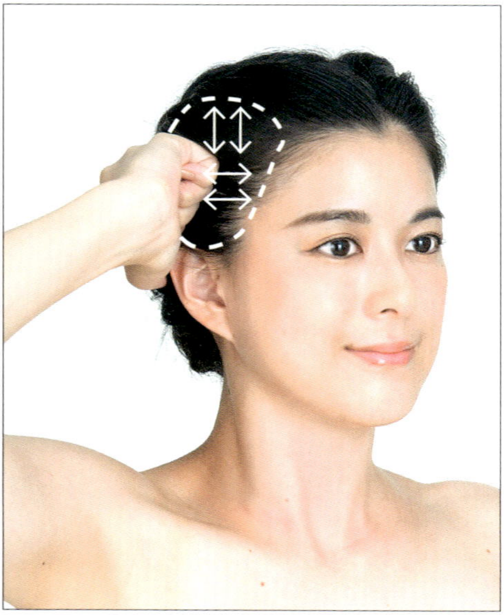

2 側頭筋を横→縦にほぐす

リフトアップしやすいように、側頭筋の硬い場所を探してそこをほぐしていきます。

STEP 3 筋トレをする

筋トレA：
口輪筋を鍛える

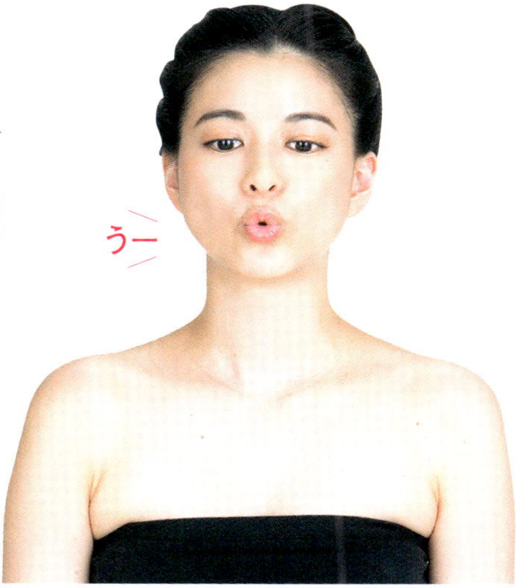

15秒キープ

1 うの口をする

唇をとがらせて、前に突き出すイメージでうの口を作ります。上の唇と下の唇はつかないように。3セットやりましょう。

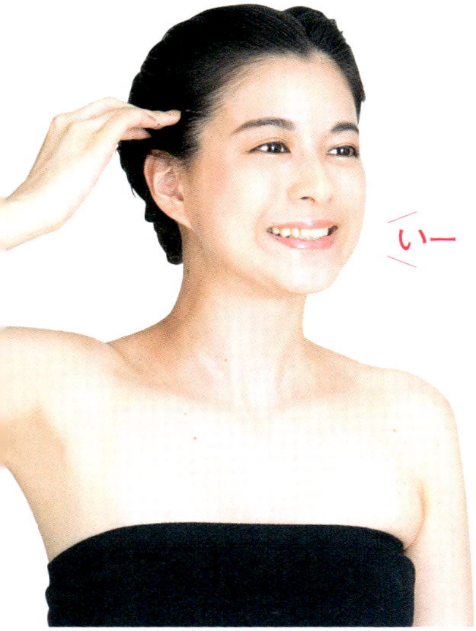

筋トレB：
側頭筋を鍛える

15秒キープ

1 いの口をする

耳の上に指3本を並べて、「いー」と言いながら口を横に開きます。指で筋収縮しているか確認して。3セットやりましょう。

目・額周りのお悩み

▼固まった筋肉をほぐす

お悩み 目の下のたるみ

STEP 1 皮膚をはがす

STEP 2 筋肉をほぐす

STEP 3 筋トレをする

たるみは、皮膚をはがしてほぐすだけでは引き締まりません。緩めて動きやすくなった筋肉を筋トレにより、鍛えていくのがポイントです。目の下のたるみは眼輪筋を鍛えて改善しましょう。

お悩み 額のシワ

STEP 1 皮膚をはがす

STEP 2 筋肉をほぐす

STEP 3 ストレッチ

額のシワは顔全体の緊張や日頃から眉を動かすような表情をあまりしないため、筋肉が縮んで固まっています。はがトレにストレッチをプラスして筋肉を伸ばしていくとシワも取れてきます。

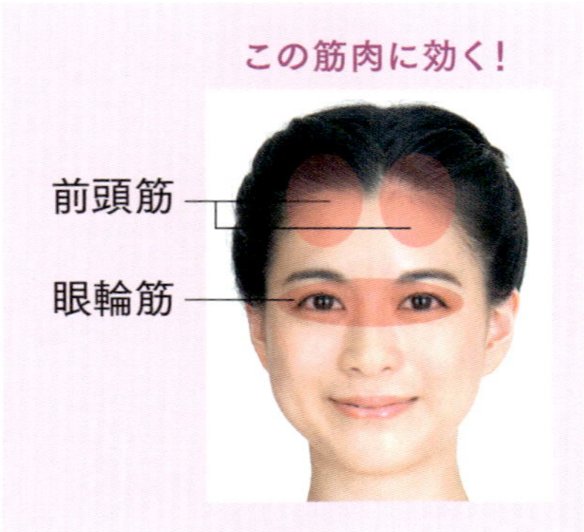

お悩み

目の下のたるみ

STEP 1 皮膚をはがす

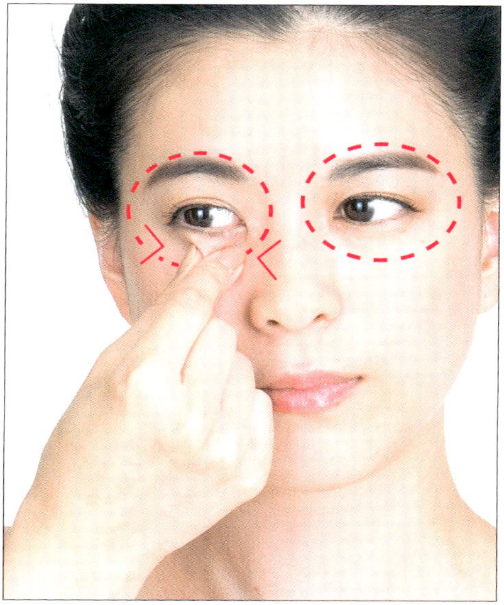

1 目の周りの皮膚をはがす

下瞼の皮膚から瞼全体を持ち上げていきます。引っ張りすぎないように軽めに行うのがポイント。

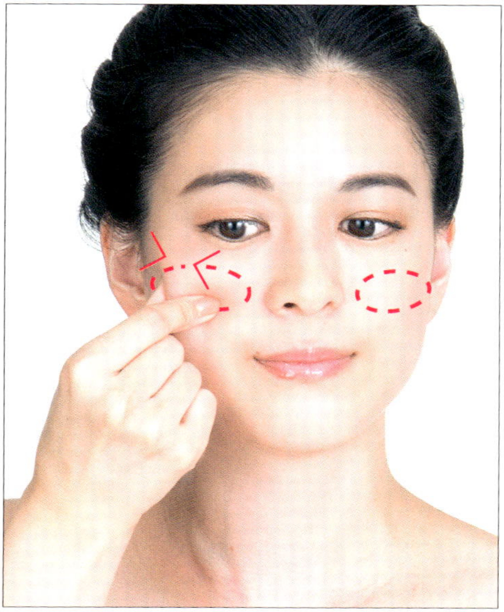

2 頬骨の皮膚をはがす

頬骨の周辺の癒着をはがすように皮膚をしっかり持ち上げましょう。

目の周りが気になる人は保湿液を使ってはがトレしてOK

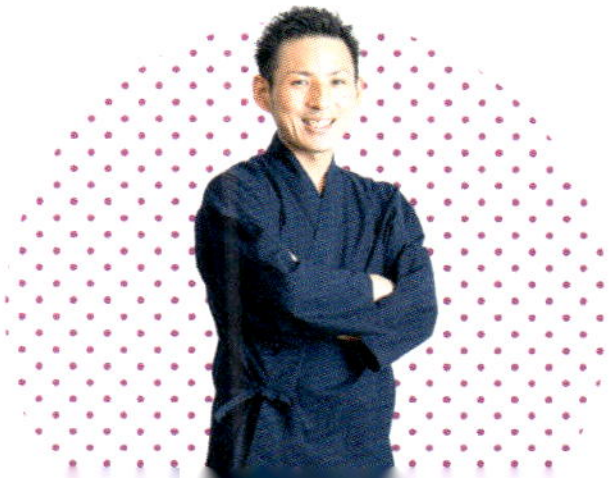

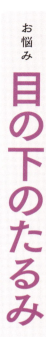

STEP 2 筋肉をほぐす

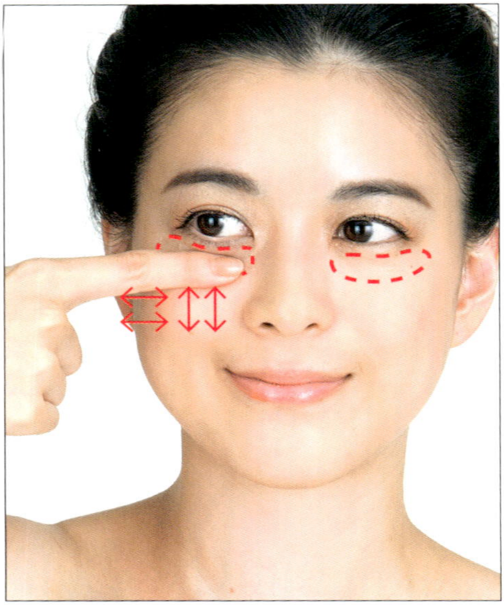

1

眼輪筋を横→縦にほぐす

目の下のくぼみ(眼窩)に軽く指を置いて優しくほぐしていきます。

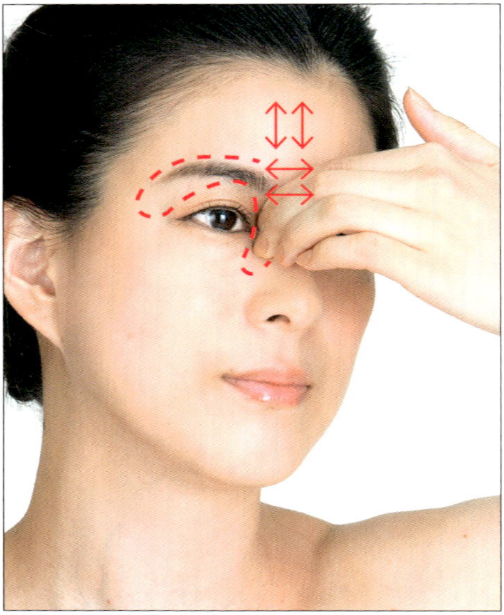

2

目の周り全体を横→縦にほぐす

目元全体もほぐします。目のくぼみのきわを優しく横方向、縦方向の順にほぐしましょう。

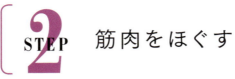

STEP 3 筋トレをする

15回

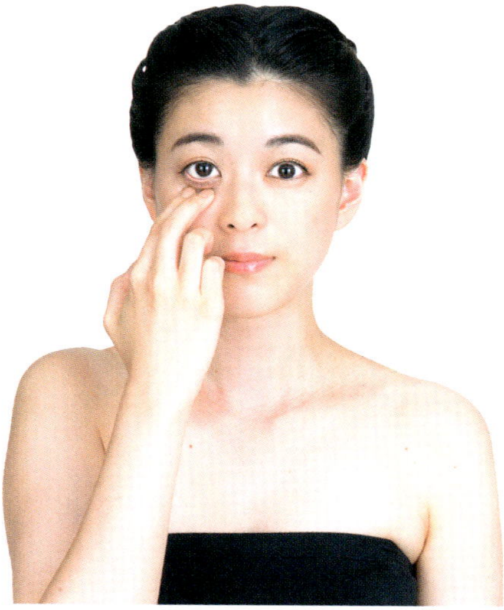

1 目のくぼみに手を添えて目を大きく開ける

涙袋の下に人差し指と中指をかけて押さえて、目を大きく開きます。

眩しい時の
目になる

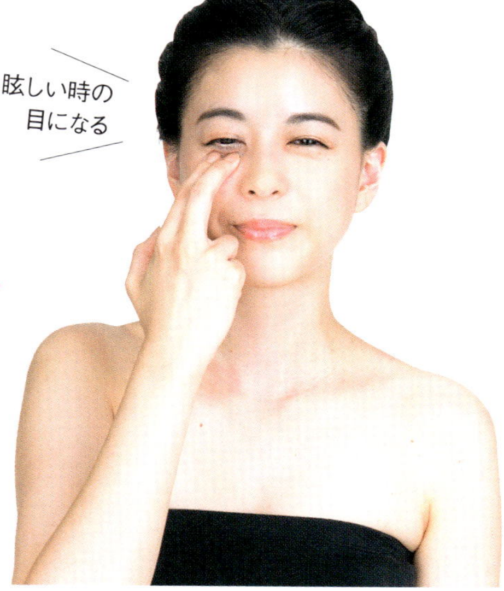

2 目の下の筋肉を持ち上げる意識で目を閉じる

目を大きく開いた状態からグッと目を閉じます。この時、上瞼と下瞼を完全に閉じないようにしましょう。左右3セット。

お悩み
額のシワ

STEP 1 皮膚をはがす

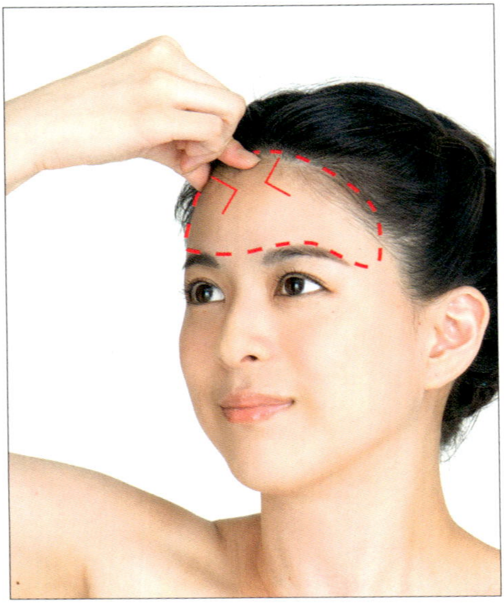

1 額の皮膚をはがす

額の皮膚と筋膜は癒着しやすいので、額の生え際を中心に額全体の皮膚を持ち上げていきます。

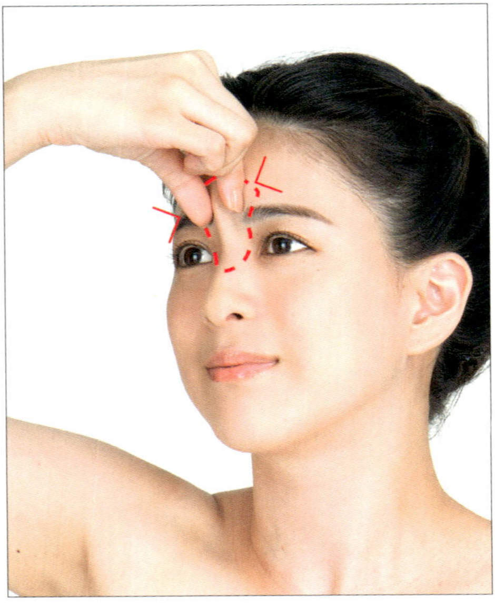

2 眉間の皮膚をはがす

眉間や眉毛の周辺の皮膚も硬くなっているので持ち上げておくと、眉間のシワの改善に。

痛い人は額の皮膚を両手で寄せるようにしてもOK！

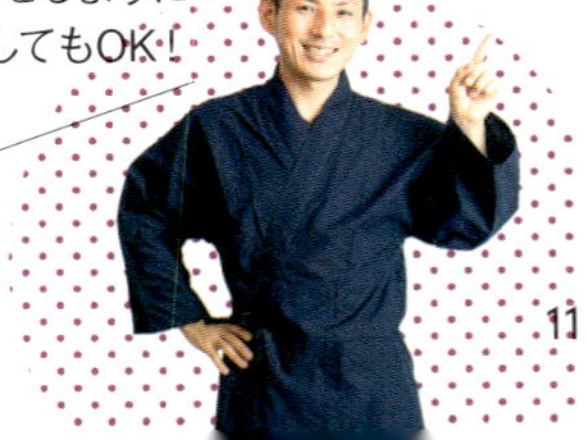

STEP 2 筋肉をほぐす

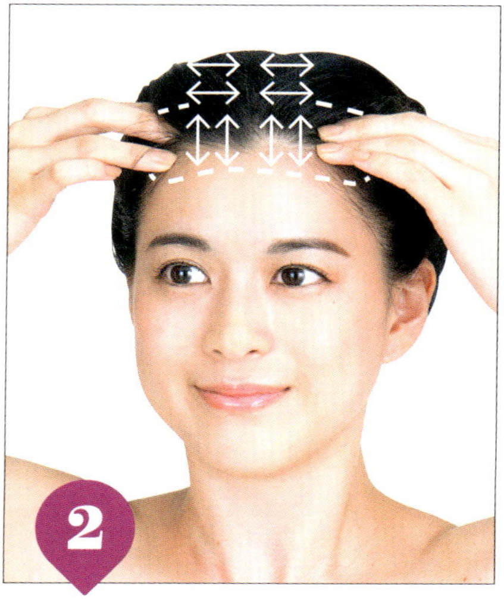

2

生え際を横→縦にほぐす

生え際に手を置いて、さらに上のぽこっと盛り上がった部分が前頭筋の付着部。ここをほぐします。

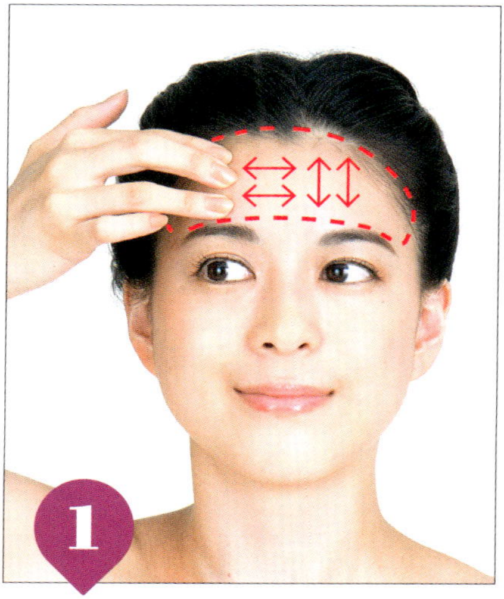

1

前頭筋を横→縦にほぐす

眉毛の上から額全体をまんべんなく横方向、縦方向の順にほぐしていきます。

STEP 3 ストレッチ

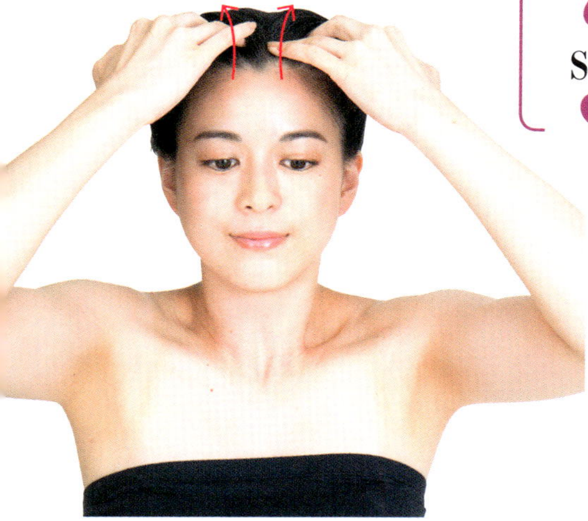

1

前頭筋のストレッチ

前頭筋の付着部に指を置いて筋肉全体を持ち上げるようにストレッチをかけます。

15秒キープ

フェイスラインのお悩み

▼リンパを流してすっきり！

お悩み エラ張り

STEP 1 皮膚をはがす

STEP 2 筋肉をほぐす

STEP 3 リンパを流す

エラが張るのは咀嚼筋が硬くなって血行やリンパの流れが悪くなってしまうからです。筋肉を緩めて、リンパをしっかり流して改善をしましょう。

お悩み 二重あご

STEP 1 皮膚をはがす

STEP 2 筋肉をほぐす

STEP 3 リンパを流す

二重あごは姿勢の悪さによることが多く、広頸筋が硬くなり、血行やリンパの流れが悪くなることでフェイスラインがむくみやすくなります。広頸筋をしっかりほぐしましょう。

この筋肉に効く！

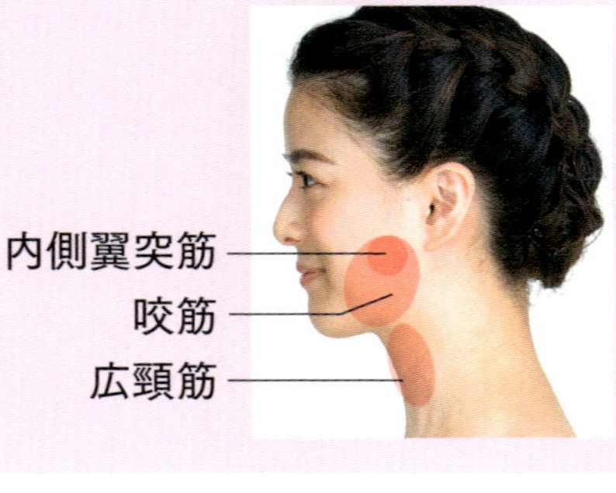

お悩み

エラ張り

STEP 1 皮膚をはがす

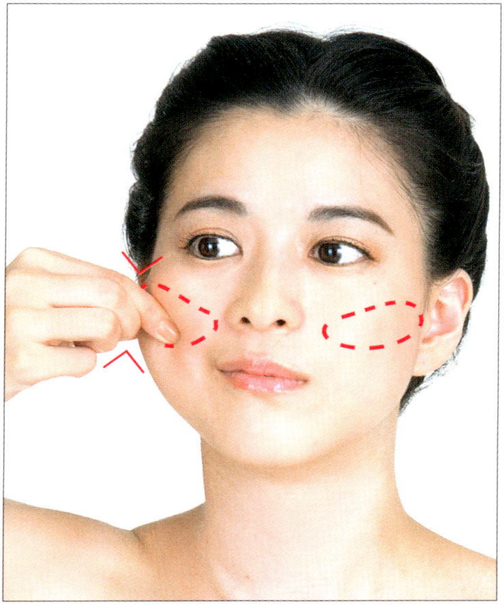

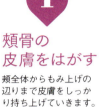

1 頬骨の皮膚をはがす

頬全体からもみ上げの辺りまで皮膚をしっかり持ち上げていきます。

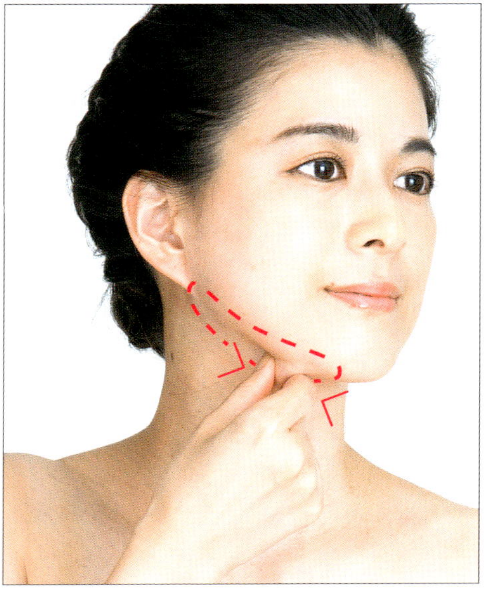

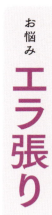

2 フェイスラインの皮膚をはがす

フェイスラインの皮膚と筋膜の癒着をはがすようにしっかり皮膚を持ち上げます。

特にエラ張りが気になるところはしっかりはがしましょう

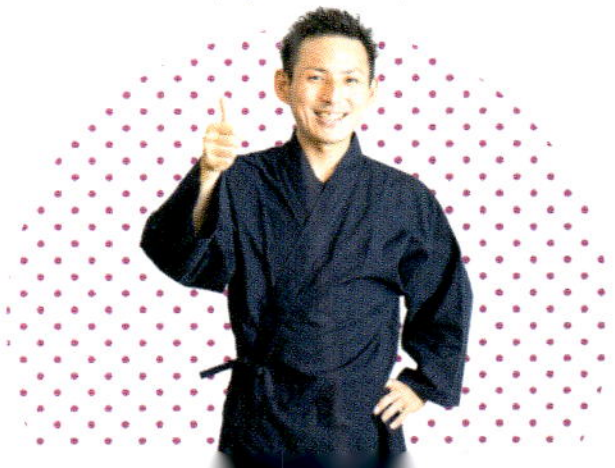

STEP 2 筋肉をほぐす

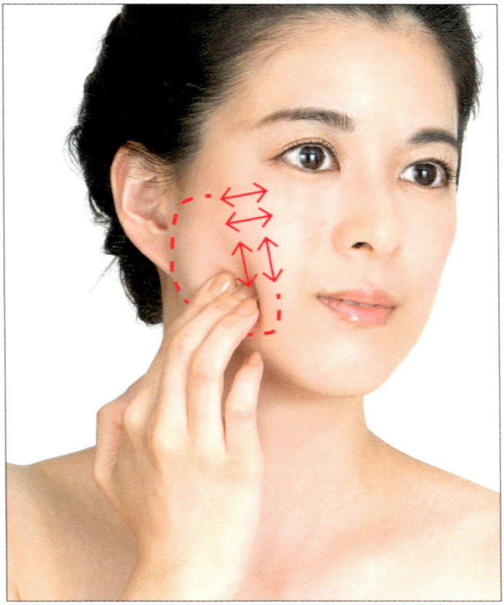

1 咬筋を横→縦にほぐす

頬に指をあててぐっと噛んだ時に硬くなっている範囲が咬筋です。硬くなった範囲全体をほぐしていきます。

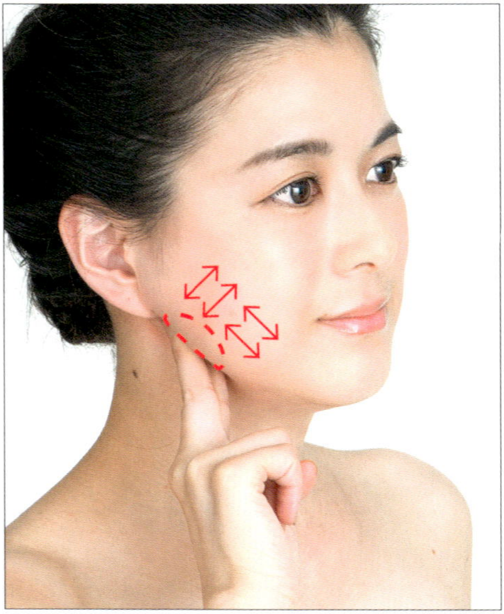

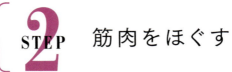

2 内側翼突筋を横→縦にほぐす

あごのきわの内側に手を入れると硬いところが内側翼突筋です。2本の指で筋肉を横方向、縦方向の順にほぐしていきます。

STEP 3 リンパを流す

リンパ流しA：頬骨

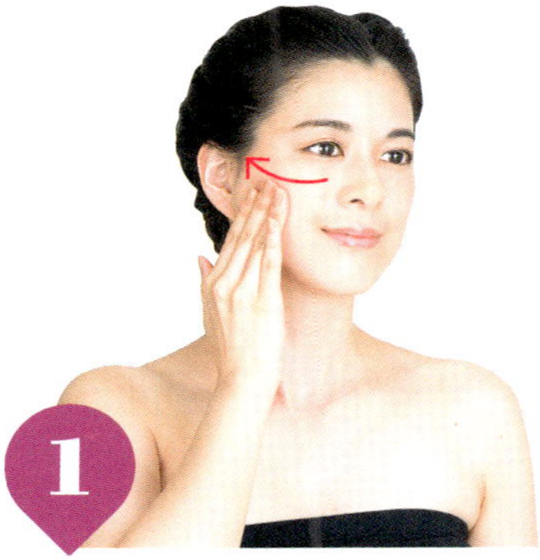

1

手のひらは頬骨に沿って滑らす

むくまないようにリンパを流します。頬骨に沿って指を滑らしていきます。軽めにやるのがポイント。

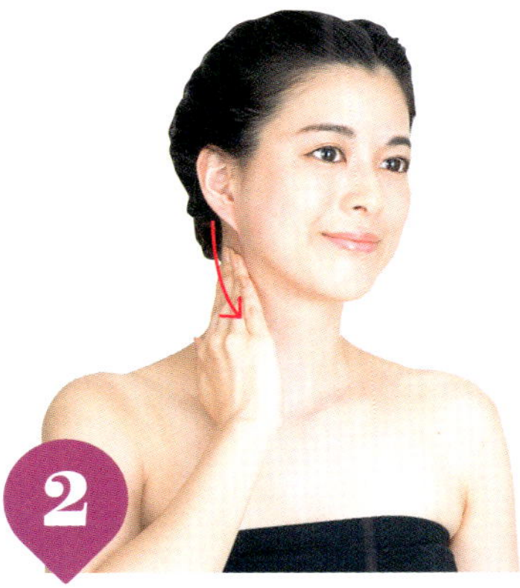

2

耳の下へ流す

耳の下へ指を滑らせて流します。いきなりリンパを流しても効果がないのではがトレの後にやりましょう。

リンパ流しB：あご下

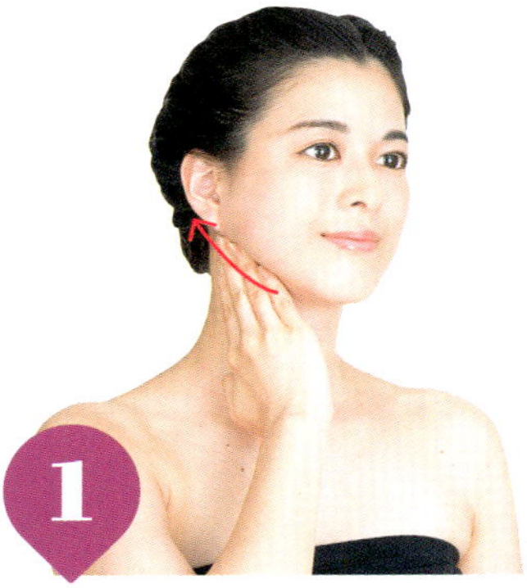

1

手のひらはあごのきわに沿って滑らす

あごのきわに指を添えて、ゆっくり優しくリンパを流していきます。

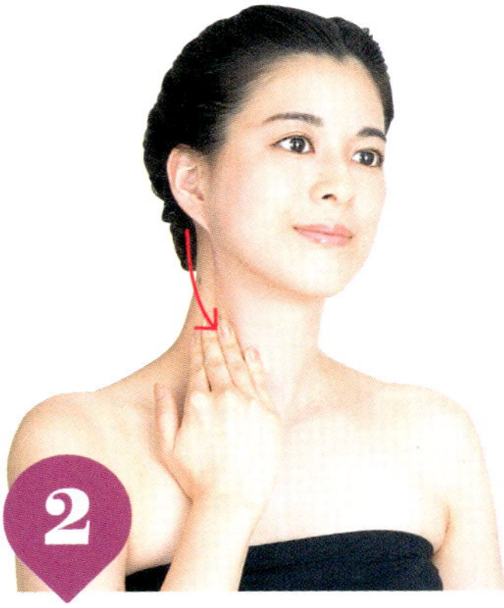

2

耳の下へ流す

大きなリンパがある耳の下へ流します。老廃物が流れやすくなり、むくみが取れやすくなります。

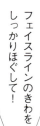

STEP 1 皮膚をはがす

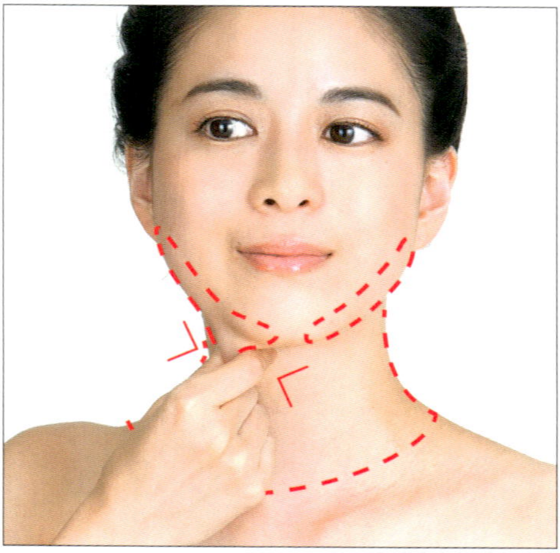

1 フェイスラインの皮膚をはがす

フェイスラインから首全体までの皮膚を持ち上げていきます。

STEP 2 筋肉をほぐす

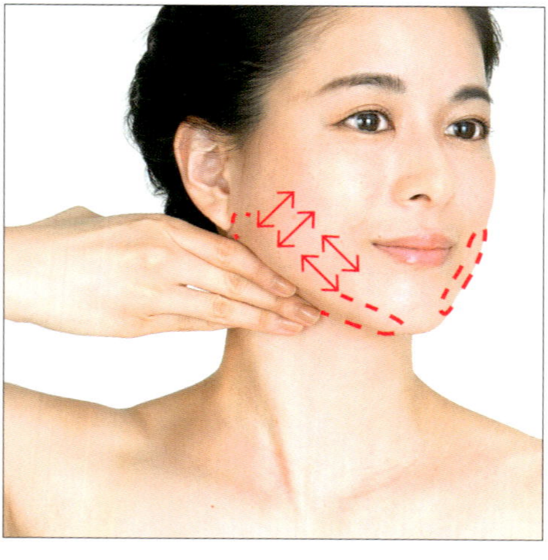

1 広頸筋を横→縦にほぐす

硬くなった広頸筋を緩めるため、フェイスラインに沿って横方向、縦方向の順にほぐしていきます。

フェイスラインのきわを
しっかりほぐして！

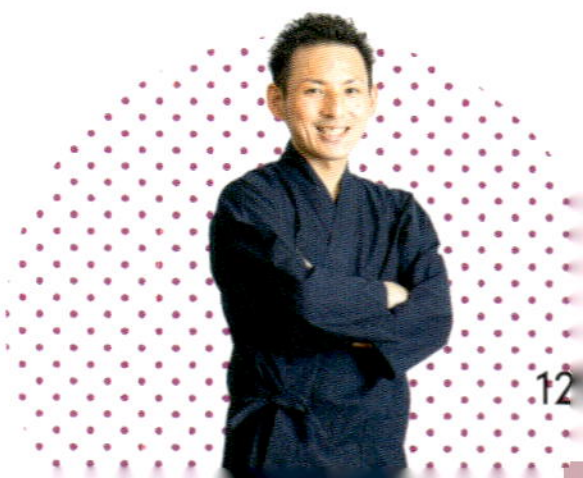

STEP 3 リンパを流す

リンパ流しA：フェイスライン

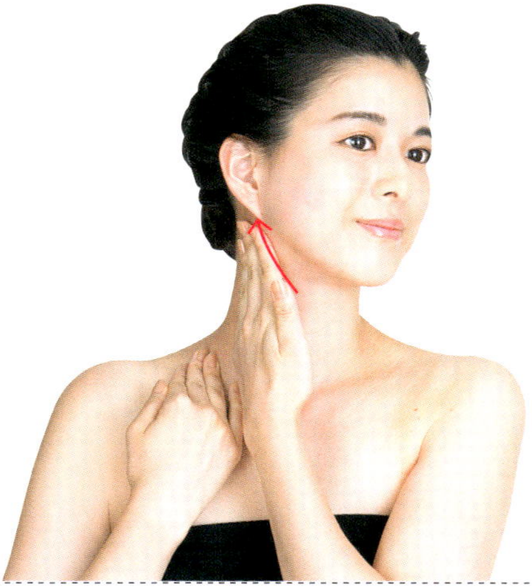

1

フェイスラインに沿って滑らし、耳の下へ流す

フェイスラインから耳の下へとリンパを流します。強く押さえるのはNG。

リンパ流しB：耳の下から鎖骨

1

耳の下から指を滑らし、鎖骨へ流す

耳の下から指を滑らし、鎖骨に向かってリンパを流します。これも力はいらないので軽めにやりましょう。

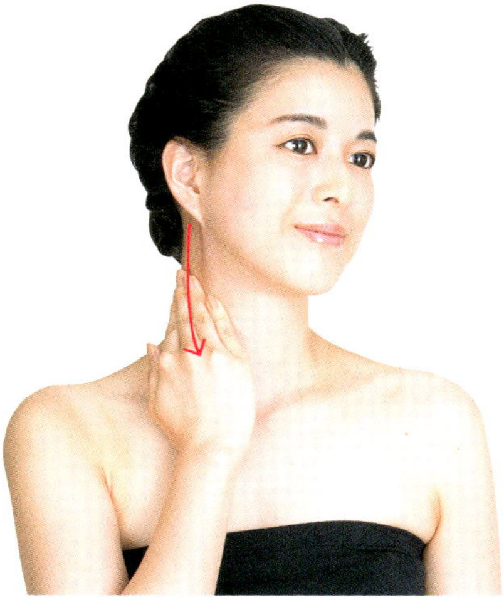

COLUMN 5

仕事、家事の合い間にできる！
ながらストレッチ

デスクワークなど長時間同じ姿勢でいると、首コリや肩痛の原因になります。首・肩周りをストレッチをすればガチガチの筋肉が緩みリラックス効果も。仕事や家事の合い間にできるストレッチを紹介します。

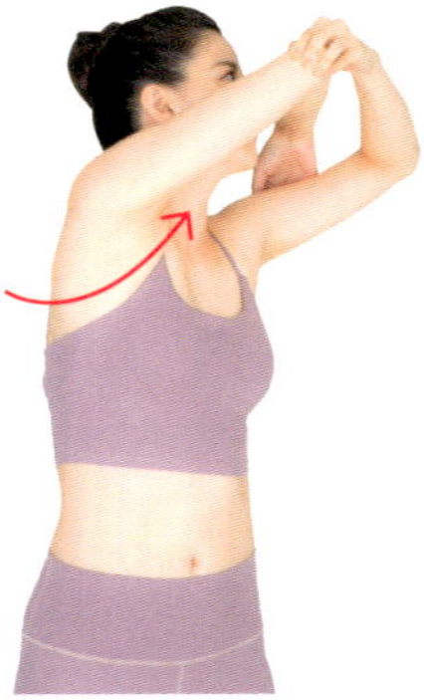

1 小円筋ストレッチ

左右15秒

右の小円筋を伸ばすなら、肩を150度くらいの高さに上げて、自分の方に引きます。もう片方の手で肘を持ち自分の方にさらに引き寄せます。肩甲骨が伸びます。

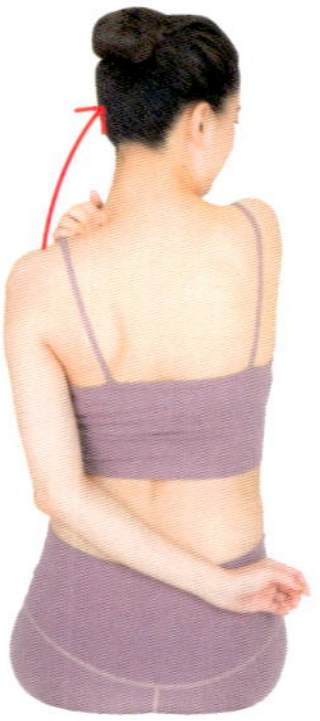

2 肩甲挙筋《けんこうきょきん》のストレッチ

左右15秒

左の肩甲挙筋を伸ばすなら、左肩を下げて、肘と手は背中に回し、右手で左肩が浮いてこないようにし、首を右に倒して顔をさらに右を向くようにします。左右15秒キープしましょう。

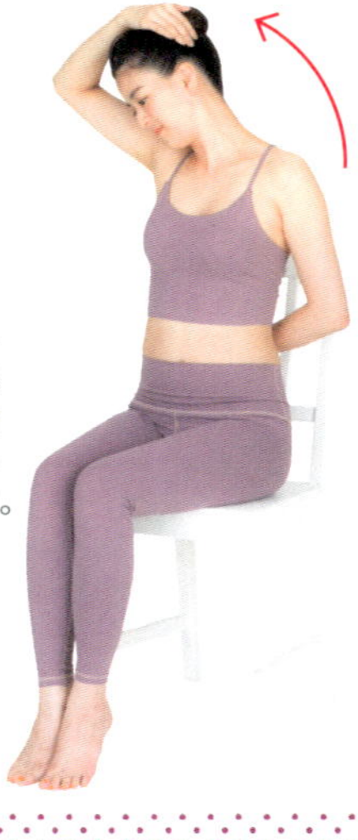

3 僧帽筋ストレッチ

左右15秒

左の僧帽筋を伸ばすなら、左手を背中に回して、右手で左の側頭部を持ち、首を右に倒します。右を向いてそのまま首を右斜め前に倒します。僧帽筋がしっかり伸びます。

教えて！GENRYU先生
はがトレQ&A

いつでもどこでも簡単にできる「はがトレ」。
でも、やってみたらわからないことは
出てくるものです。
そこで、施術患者さんからの質問や
YouTubeのコメント欄に
届いた疑問をこちらで解決します！

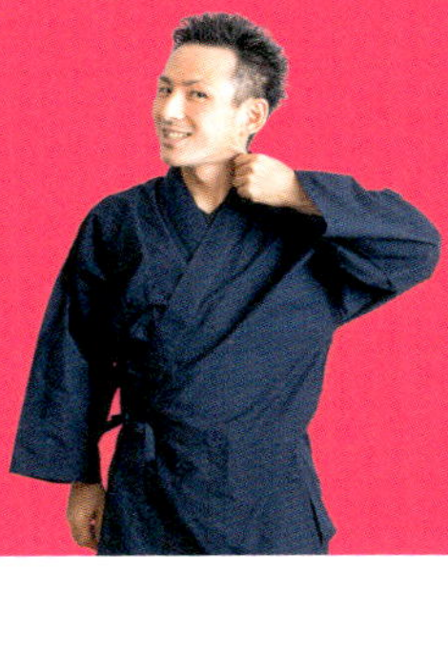

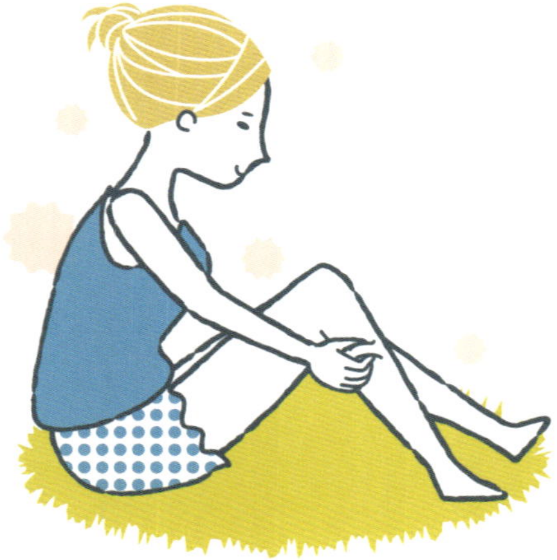

Q はがトレはいつやると効果的？

A **お風呂上がり**がおすすめ！

お風呂やシャワーで温まった後は血行がよく筋肉も緩んでいるので、はがトレをすると、皮膚もはがしやすく効果的です。時間があれば朝起きてすぐ実践するのもおすすめ。寝ている間、休んで動かなかった筋肉が、はがトレで目覚め、動きやすい体になります！

Q 毎日やってもいい？

A **続けること**がポイント

はがトレは毎日やっても問題ありません。特に痛みやコリがある方は、毎日やったほうが筋肉がほぐれやすくなります。また、たるみやむくみは筋トレとあわせてやってください。1日1回筋トレを実践すると早く引き締まります。

はがトレの
素朴な疑問に
お答えします！

Q 時間はどれくらいすればいい？

A **5～10分**を目安に

1つのお悩みごとにはがす→ほぐすを10分やればOKです。皮膚が柔らかくなってきたと実感できれば5分くらいでもOKです。時間が取れない人はテレビを見ながらなど「ながら」でいいので、皮膚をはがす習慣をつけるといいですね！

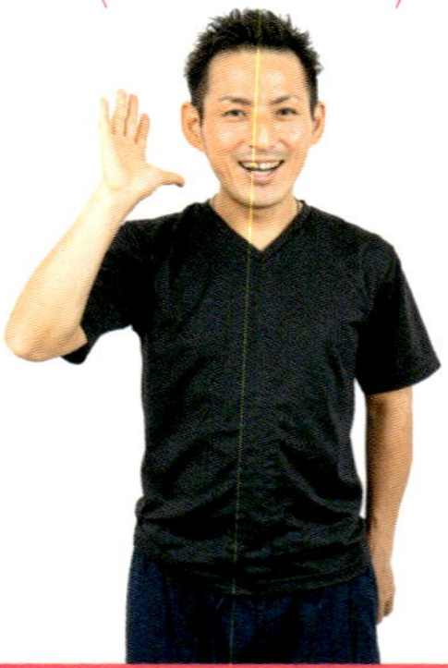

Q 痛くてはがせません

A 初めはつまむだけでもOK

やり始めは誰でも皮膚が張り付いて、ぜんぜんはがせません。僕もそうでしたよ。痛みを感じる時は無理はせず、つまむだけでもOK。毎日少しずつやっていけば、皮膚が柔らかくなり、はがせるようになりますよ！

Q はがすと赤くなる…

A 赤くなるので、お出かけ前は気をつけて

皮膚が張り付いてしまっている人は、赤くなる傾向があります。服で隠れない部分はお出かけ前にするのは控えたほうがいいですね。強くはがすと1日くらい赤い状態のままということも。気になる人は帰宅後に行うなど時間を選びましょう。

Q マッサージクリームやオイルを使ってもいい？

A 気になる人は使ってもいい

皮膚の摩擦が気になる人はマッサージクリームやオイルを使ってもOKです。筋肉をほぐす時やリンパを流す時に使ってください。塗りすぎると逆に滑って、皮膚をはがしにくくなるので気をつけましょう。

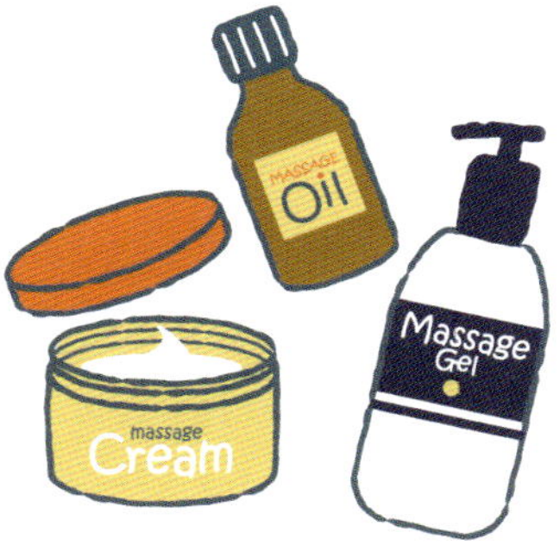

Q 傷があるところは避けるべき？

A 治った後ならはがトレをしてOK

打撲して腫れている、炎症を起こしている時は、はがトレは避けてください。ただ完治したところなら、はがトレはおすすめ。傷はまさに皮膚と筋膜がべったりひっついている状態で、そのままにしておくと動きづらくなります。はがトレをして皮膚と筋膜をはがすことから始めましょう。

Q 体調が悪い時は？

A 自律神経ストレッチがおすすめ →P.70、P.100へ

体調が悪い時は無理せず、はがトレはお休みにしてOKです！少し体が動かせそうであれば、P.70とP.100で紹介している自律神経ストレッチがおすすめ。特に背骨を動かすストレッチは免疫力アップにつながります。

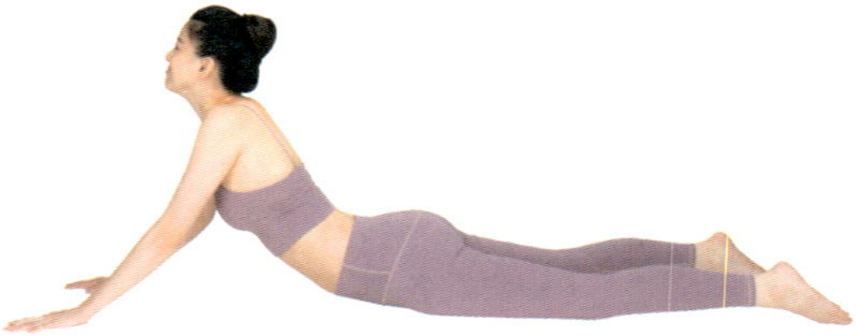

Q お風呂でやってもいい？

A OK！ 時間を有効に使えます

僕の治療院の患者さんはお風呂でやっている人が多いです！　湯船に浸かってリラックスできますし、血行がよくなり、老廃物も流しやすくはがトレにおすすめです。そして何といっても時間を有効に使えるのがいいですね。

Q 妊娠中は？

A むくみやすいところはやってもOK

妊娠中にはがトレをやるのは問題ないですが、お腹が張ったり体調が悪い時はやめましょう。体調に問題なければむくみやすい顔周りや足のはがトレなどはおすすめです。

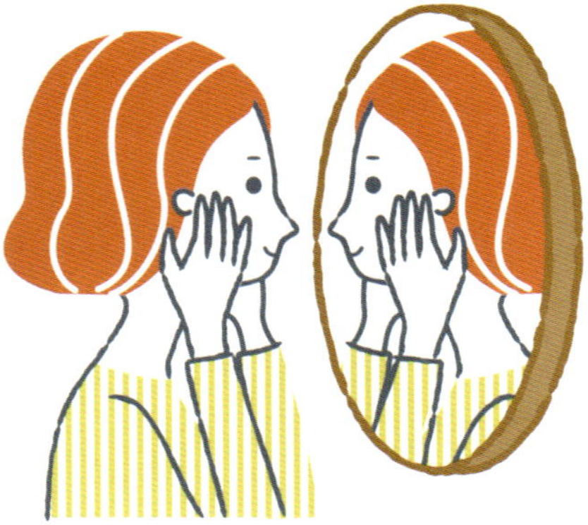

Q 生理中は？

A **お腹周り**のはがトレがおすすめ

人によって、生理中のつらさは違うので、無理にはがトレしなくてもOKです。体調が大丈夫な人は骨盤周り、仙骨、お腹周りのはがトレを実践すると、血行がよくなって痛みを改善しやすくなります。

Q ちゃんと筋肉をとらえているか心配

A **全体的にほぐす**のでOK！

細かい筋肉の位置はなかなかわかりづらいです。はがトレではつぼ押しのようにピンポイントではなく、筋肉全体を横方向と縦方向にほぐしています。こうすることで、効かせたい筋肉にもちゃんと届き、効果を実感できるのでやってみてくださいね。

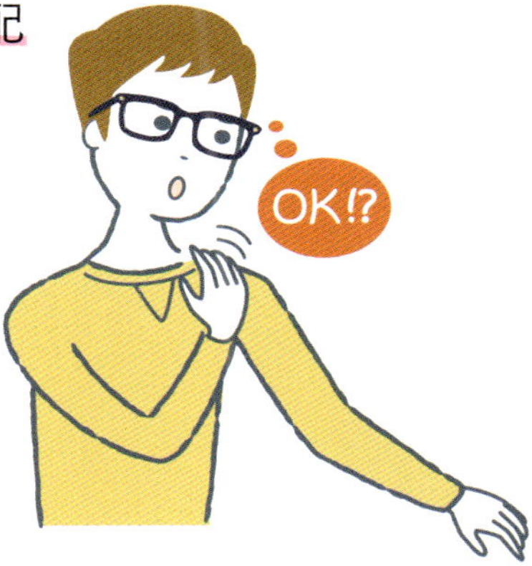

Q 寝る前にやると目がさえちゃう…

A **おやすみストレッチ**をしましょう →P.28へ

はがトレをすると筋肉が動きやすくなり、活性化されるのでお休み前には向いていません。P.28で紹介したおやすみストレッチで背骨や股関節などを伸ばして、一日の疲れを取るとぐっすり眠れますよ！

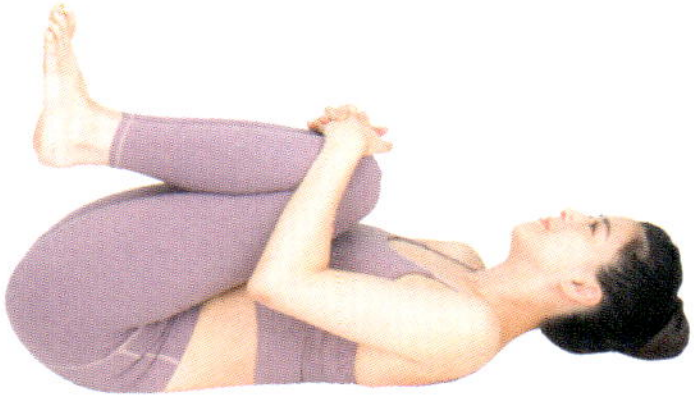

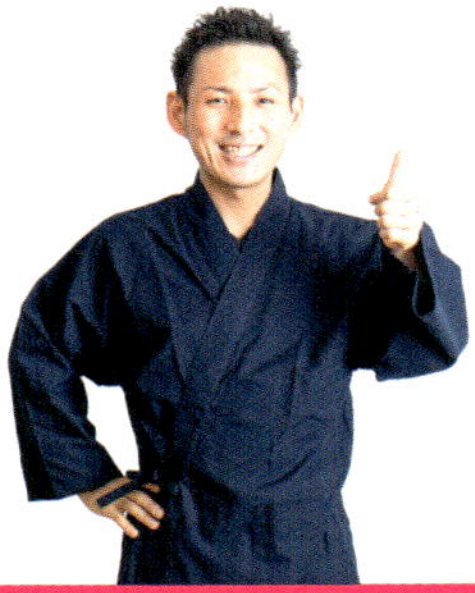

1日1回でもいいので
はがトレしましょう！
どんどん筋肉が動かしやすくなり、
体も元気になりますよ！

安《あ》部《べ》 元隆《げんりゅう》

大分県出身・在住。綜合整体GENRYU院長。理学療法士。「皮膚と筋膜の癒着」をはがすと痛みや不調が改善することに着目。カラダの表面から深部までの癒着やネジレを根本から取り除き、不調がないカラダを作る「GENRYUメソッド」を考案。独自の治療法とその効果が話題となり、全国から患者が訪れ施術は常時２ヵ月待ち。YouTube「GENRYUチャンネル」で不調に効く即効性の高いセルフケア動画を配信、登録者数は43万人を超える(2020年9月現在)。

YouTuber《ユーチューバー》整体師《せいたいし》GENRYU《ゲンリュウ》の

はがトレ

「皮膚《ひふ》はがし」で痛《いた》み・コリ・たるみ、ぜ〜んぶ解消《かいしょう》！

2020年10月28日　初版発行

著者　安《あ》部《べ》 元隆《げんりゅう》

発行者　青柳 昌行

発行　株式会社KADOKAWA
〒102-8177　東京都千代田区富士見2-13-3
電話　0570-002-301(ナビダイヤル)

印刷所　凸版印刷株式会社

お問い合わせ
https://www.kadokawa.co.jp/（「お問い合わせ」へお進みください）
※内容によっては、お答えできない場合があります。
※サポートは日本国内のみとさせていただきます。
※Japanese text only

定価はカバーに表示してあります。

ISBN 978-4-04-604973-5　C0077